‖北京针灸名家丛书‖

管针圣手

贺思圣

主　　编　李冬梅

副 主 编　刘祎思　张　晶

编　　委　张金来　王　芳　李　婧
　　　　　　于　博　杨　然　战　杨

主　　审　贺思圣

全国百佳图书出版单位
中国中医药出版社
·北 京·

图书在版编目（CIP）数据

管针圣手——贺思圣/李冬梅主编.—北京：中国中医药出版社，2022.3

（北京针灸名家丛书）

ISBN 978 – 7 – 5132 – 6072 – 5

Ⅰ.①管… Ⅱ.①李… Ⅲ.①针灸疗法 – 临床应用 – 经验 – 中国 – 现代 Ⅳ.①R246

中国版本图书馆 CIP 数据核字（2022）第 000612 号

中国中医药出版社出版

北京经济技术开发区科创十三街 31 号院二区 8 号楼

邮政编码 100176

传真 010 – 64405721

三河市同力彩印有限公司印刷

各地新华书店经销

开本 880 × 1230 1/32 印张 6.25 彩插 0.5 字数 166 千字

2022 年 3 月第 1 版 2022 年 3 月第 1 次印刷

书 号 ISBN 978 – 7 – 5132 – 6072 – 5

定价 39.00 元

网址 www.cptcm.com

服 务 热 线 010 – 64405510

购 书 热 线 010 – 89535836

侵 权 打 假 010 – 64405753

微信服务号 zgzyycbs

微商城网址 https://kdt.im/LIdUGr

官 方 微 博 http://e.weibo.com/cptcm

天猫旗舰店网址 https://zgzyycbs.tmall.com

如有印装质量问题请与本社出版部联系(010 – 64405510)

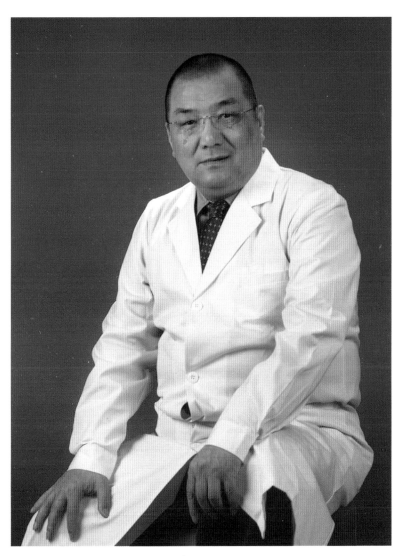

贺思圣

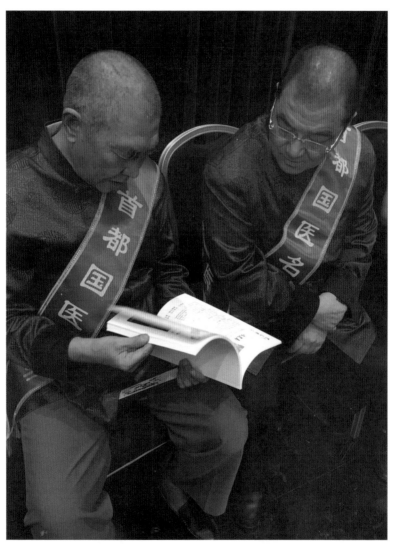

在首都国医名师命名大会上与钮韵铎教授

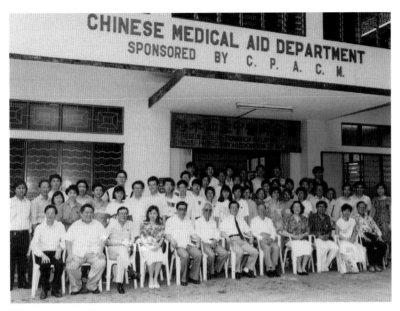

1990 年贺思圣(前排右六)在马来西亚讲学时与当地医师学会成员合影

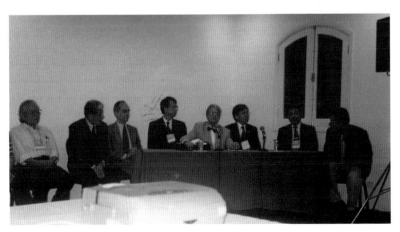

贺思圣（右二）于西班牙做学术交流

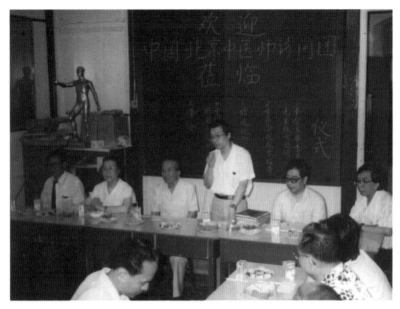

1990 年在马来西亚做学术交流

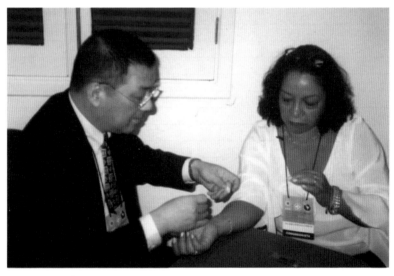

为外宾诊病

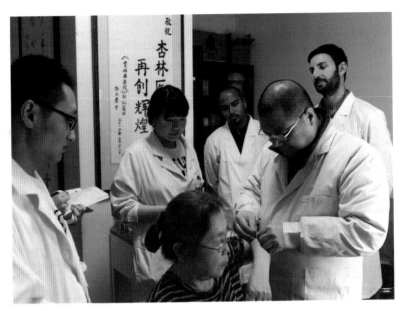

带教外国学生

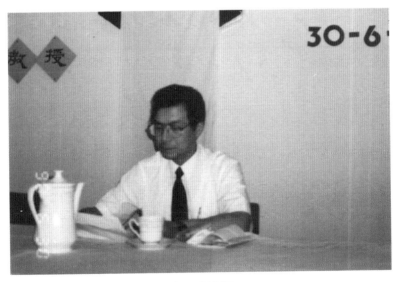

在国外讲课

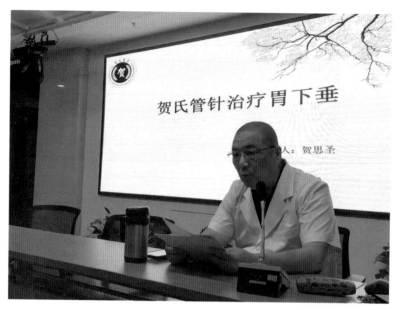

讲课

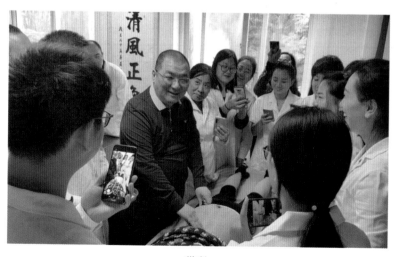

带教

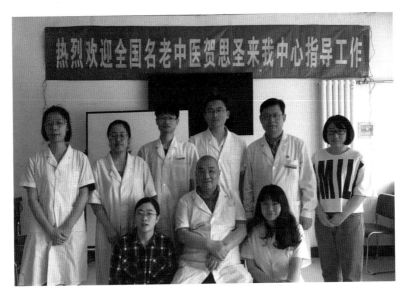

下社区

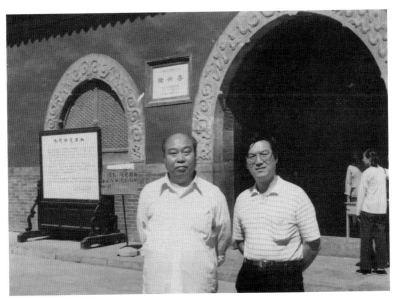

与国医大师贺普仁教授合影

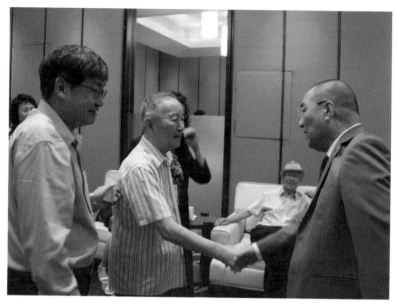

与北京中医管理局屠志涛局长和郭志强教授合影

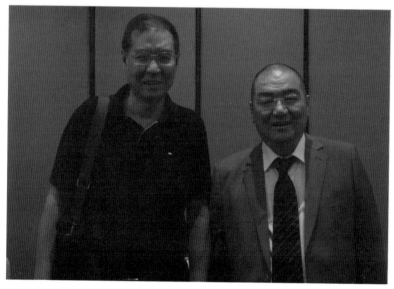

与北京针灸学会会长王麟鹏教授合影

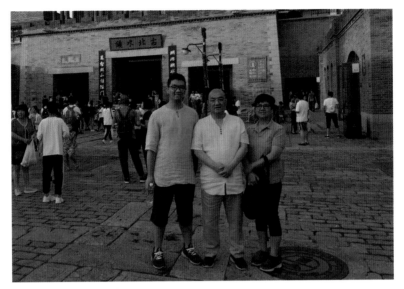

与儿子贺揆、爱人党温鸣

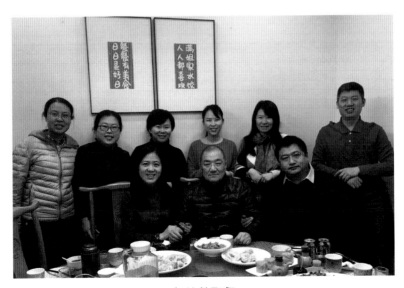

与徒弟聚餐

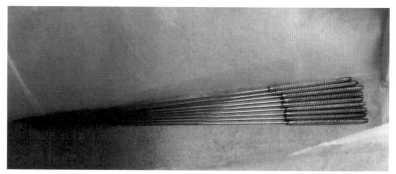

曾用平柄针

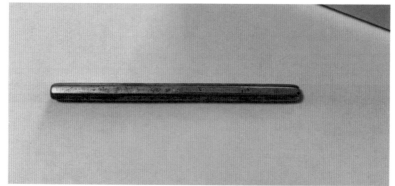

曾用针管

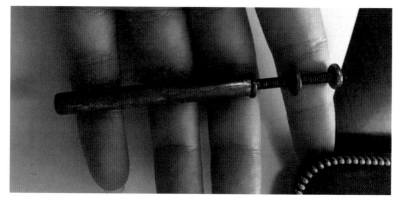

曾用套管采血针

前　言

　　针灸疗法作为中医学中重要的组成部分，有着数千年的历史，其理论与技术的形成和发展离不开一代又一代的针灸人。黄帝与岐伯等的君臣问对，成就了以《灵枢经》为代表的针灸理论体系；扁鹊著《难经》，阐发针灸经旨，丰富了针灸理论；皇甫谧删浮除复，论精聚义，撰成《甲乙经》，使针灸疗法自成体系；其后历朝历代，仙人辈出，涪翁、郭玉、葛洪、杨上善、孙思邈、窦默、徐凤、杨继洲、高武、李学川，直至民国的承淡安、黄石屏等如璀璨群星，闪耀在针灸历史的天空。正是这些精英的薪火传承，才成就了针灸的繁盛大业。

　　北京有着 800 年的历史，特殊的历史地位和厚重的文化积淀，造就了众多针灸名家。王乐亭、胡荫培、牛泽华、高凤桐、叶心清、杨甲三、程莘农、贺普仁……这些德高望重的针灸前辈，成为北京近现代针灸学术的代表人物，他们的学术思想和精湛技艺推动了北京地区针灸学术的发展，在北京地区针灸史上留下了浓墨重彩的一笔。他们的道德情操、学术思想和临床技艺是针灸界的宝贵财富，应当深入挖掘、整理并发扬光大。

　　北京针灸名家学术经验继承工作委员会是在北京针灸学会领导下的一个学术研究组织，她的主要任务就是发掘和整理北京地区针灸名家的学术思想和临床技艺，凡在北京地区针灸界有一定影响力的、德高望重的、有独特学术思想和临床技艺的针灸专家，都是我们工作的对象。我们本着客观、求实、慎重、细致的

1

原则，力求全面展示针灸名家们的风采，展示他们的学术价值和影响力，为推动北京地区针灸学术的发展，为针灸疗法促进人民健康，提高生活质量做出自己的贡献。

这套丛书对于我们来说是工作成果的体现，对广大读者来说是走进针灸名家，向他们学习的有利工具。通过这套丛书，可以了解这些针灸名家的追求与情怀，可以感受到他们的喜怒哀乐，可以分享他们的临床所得，使自己得到受用无穷的精神食粮。这就是我们编辑这套丛书的目的。

北京针灸名家学术经验继承工作委员会
《北京针灸名家丛书》编辑委员会
2017 年 8 月

序

中医药是中华民族的瑰宝，是中国医学体系的特色和优势，特别是中医针灸在几千年的传承中，得到了一代代针灸专家的传承、发展、创新。管针术则是中医针灸学术的重要一支，是家父贺惠吾医师于20世纪20年代创立的以脏腑经络学说为理论基础，用针管作为进针器代替押手，注重"七伎五法"操作手法的一套针灸技术，并将管针术传给了我。为了能将管针术更好地传承下去，我将父亲的管针术学术经验进行总结、归纳、完善。

管针术强调"脏腑分类，经络辨证""气乃动力之根、诸疾之源，调气乃治病之本""虚者求脾，实者责肝"，讲求"阴阳相配，循经取穴"。根据针刺的方法、方向、角度、深浅、频率及力量等不同，将手伎分为七类，即调气术、雀啄术、捻针术、提插术、回旋术、摇针术、弹针术，简称"七伎"；又有"补、泻、迎、随、平补平泻"五种针刺手法，即"五法"。它们共同构成了管针术丰富的学术内涵。

本书系统介绍了管针术的由来、进针方法、手伎手法、配穴原则、常用配穴、优势病种治疗经验，以及我的学生们在学习中的心得体会，希望能够为管针术之传承做出一些贡献。

本书得到北京针灸学会、北京市鼓楼中医医院贺思圣名医传承工作站等有关部门的大力支持，以及我的学术继承人的帮助，在此一并表示感谢。碍于学识浅薄，时间仓促，鄙陋谬误之处在所难免，恳请各位前辈、专家、同道斧正为盼。

贺思圣

2021 年 12 月

目 录

第一章
医家小传

　　贺思圣医师，出身中医世家，京城名医贺惠吾之子，自幼从父学医，师承林芝藩、关幼波、王乐亭、赵锡武、姚正平等名家。1964年，贺老从北京中医学校毕业，先后在解放军医院、国防大学第二门诊部、北京市鼓楼中医医院担任医师，是针灸管针术学术带头人，曾任北京针灸学会第一届理事会秘书长。自1990年始，受邀远赴马来西亚、新加坡、巴西等国行医、授课，推介针灸管针术。2012年，受聘于北京市鼓楼中医医院京城名医馆。2013年，北京市中医管理局率先开展了北京中医药优秀传统技法传承推广项目，贺氏管针作为优秀传统技法开始在社区推广。2014年，"贺思圣名医传承工作站"由北京市中医管理局授牌成立。2017年，贺老被评为"首都国医名师"。此外，贺老系马来西亚医疗合作中心的终身顾问、新加坡温馨之家老人疗养院首席医药顾问，以及北京中医疑难病研究会副会长。

　　贺老从事中医、针灸医疗及教学工作50余年，积累了丰富的临床经验。他擅长针药并用，善治消化系统疾病、中风及半身不遂、痹证、痿证、老年病、杂症等病；曾发表多篇论文，撰写《贺氏管针治疗常见病》等专著2部。

一、幼承家学

1944 年 2 月，贺思圣出生于北京，贺家为书香门第，杏林世家。其父亲就是贺氏管针的创始人——贺惠吾先生。

贺惠吾，原名贺学琴，又名贺挥五，1899 年生于山东潍坊。贺氏幼年就读私塾，其师张余庆系清末举人，潍坊儒学名家，喜读书，善书法，国学功底深厚，且精通医理，悬壶济世，名噪一方。贺氏耳濡目染，深受熏陶。他随师侍诊，苦读医书，寒窗十载，根基已立，后又拜潍坊名医——内科耿伯涛、外科郑守纲、眼科朱鸿基等为师，吸纳诸家经验，不断深造。1917 年，年仅 18 岁的贺惠吾遵师命在潍坊挂牌行医，诊病处方，施针用灸，颇具影响。1924 年，他又遵父命弃医学商，入读山东大学商务本科。1927 年毕业后侨居日本，在大阪中华商学会任职书记，工作之余为乡人施针义诊。因对中医学无比热爱，贺惠吾于 1932—1936 年就读于日本大阪大学针灸学院，再入医门，与后来的针灸教育家承淡安先生、针灸治痛名家夏寿仁先生并称留学日本"针灸三人"。在日本学习期间，贺惠吾师从著名针灸医师伊藤龙斋，学习杉山和一所创的管针疗法。

杉山和一先生是日本江户时代（1603—1868）的一位盲人针灸师，也是日本历史上最为著名的针灸家，被日本人尊为"针圣"，在日本针灸医学史上占有重要一席，管针针法就是由他发明并推广的。

公元 500 年前后，中国针灸技术传入日本，日本医者在学习我国针灸术后形成了很多学派，管针即是其一。管针针法是在借鉴中国针灸进针术的基础上，结合当时日本针灸现状（部分医师

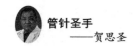
在定穴和行针上技术欠缺，病患易感进针疼痛）而发明的。管针针法是以针管作为辅助工具，将针放入细管，打入皮下，这种以针管代替押手的方法可消除针刺穿皮时的疼痛，患者感觉不到疼痛，因而广受欢迎。该法虽然操作手法略显笨拙，但定位准确，对于初学者来说容易掌握，也有利于针刺在海外的传播和发展。杉山和一所著的《杉山三部书》记载了对各种疾病的针灸治疗方法及针灸的基础知识，是一部重要的针灸医书。

贺惠吾先生在学习杉山和一所创的管针基础上，对装针技术进行改进，由双手装针改为单手装针，并形成了自己独特的技法。在日本行医期间，他继承中国传统针灸的精华，结合日本医师经验，重视"调气"对于针灸治疗的效果，强调"虚则求脾，实则责肝"，注重补气、调理气机在针灸治疗中的运用；同时重视"穴性"，在配穴上，将针灸的取穴与中医的辨证结合起来，实现了贺氏管针从针灸临床到理论体系的成熟和完善。他提出的"脏腑分类，经络辨证"的学术主张及"阴阳相配，循经取穴"的治疗方法，备受同道推崇，被誉为"汉医针师"，在大阪医界逐渐形成汉医学派。当时的中国驻日大使许世英先生还亲赐"针灸医疗"书匾以示鼓励。

1938年年初，贺惠吾先生回国定居北京，同时考取中医及西医开业执照，在前门地区挂牌行医，中西合参，针药并用，这在当时中医界也传为佳话。其与同仁相交甚好，不仅与赵树屏、赵锡武、林芝藩、王乐亭、关幼波、郗需龄、尚竹朋等著名医家时时相聚，研讨病案；而且常有青年医师到家拜访，切磋医术。在此期间，先生深受林芝藩老医师的影响，对脾胃学说有了重点的研究和提高，在学习前人的经验基础上，结合自己的实践，逐渐形成了自己独特的医疗风格，治疗消化系统、中风、痹病、痿病等疾病疗效甚佳，名噪当时。

新中国成立后，他响应政府号召，于1951年出资捐物成立左安门联合诊所，1955年又创建东珠市口联合诊所，1958年成立前门居民医院，1964年调至北京中医医院任针灸科副主任。1956年被推举为北京中医学会理事、针灸专业委员会副主任，北京市崇文区人大代表、政协委员。贺惠吾老先生的古汉语造诣颇深，且外语水平较高，能够熟练运用英文、日文，因此一些医学院校、学术团体在对外学术交流时常聘请他参与指导。

贺惠吾老先生一生致力于中医针灸临床和教育事业，融会中西，推陈出新。他结合50余年的临床经验，提出并完善了自己的学术观点，整理了《针灸新悟》《两条新经络》《手法探讨》《针灸笔记》《诊治十种病》《经络之浅见》等40余万字的手稿资料。对于贺惠吾老先生的学术成果，党和国家非常重视，时任北京市卫生局党组书记严毅曾多次与他谈论有关经验总结与带徒之事，1964年贺老服从安排，调至北京中医医院针灸科任副主任，并由医院调配徒弟学习继承。可惜"文革"期间总结继承工作被迫中断，1979年7月2日贺惠吾老先生病故，享年80岁。

贺思圣出生前，家里有四位姐姐，因一直膝下无子，贺惠吾先生便过继养子，以免后继无人。未曾想喜从天降，贺思圣先生的出生意味着贺家医术传承有人，也正是这个儿子完整传承了其学术思想和临证经验。（图1）

医学之家，家中教育自然也离不开医学，贺思圣中医功底深厚，离不开其父亲的言传身教。据他回忆，他们几个小辈都要学背《汤头歌》《药性赋》等中医歌诀，唯有他倒背如流，就像寻常家孩子念儿歌般轻松；诵读《药性赋》、经络、腧穴等出口成章、熟读能诵，就像相声里的贯口一样熟练。所谓"贯口"就是

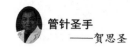
一气呵成、一字不差地将大段文字背诵出来，如今耄耋之年的贺思圣先生对这些中医经典仍可脱口而出，中医"童子功"的基础可见一斑。作为家中独子，又有如此天赋，其父非常重视对他的教育，常让其伴随左右，拜访其他名医。在父亲和同仁讨论病情时，他也在旁聆听，在父亲的耳提面命下，贺思圣先生对中医、针灸产生了浓厚的兴趣。

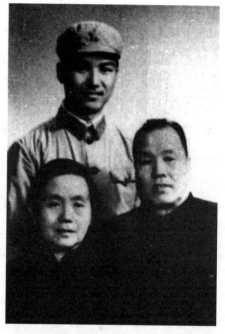

图1　贺思圣从军前与父亲贺惠吾及母亲合影

二、学医之路

兴趣是最好的老师，从12岁起，还在上初中的贺思圣就开始正式系统学习和背诵十四经脉的循行和穴位。据他回忆，他的父亲对他和姐姐们要求非常严格，不仅要背诵下来，还要一字不差、一个穴位都不能错。他们姐弟常在一起进行穴位接龙，你说一个穴位，我说下一个穴位，只要错一个就重新背一遍。在背诵十二经脉原文的时候，贺思圣发现每次从手太阴肺经开始背，背到足厥阴肝经时总是没有肺经那么熟练，于是他就倒过来先从足厥阴肝经开始背，如此反复背诵，加上儿时的"童子功"，终于将十四经脉和361个穴位一字不差地背熟了。之后父亲又指导他

背诵配穴，比如曲池配合谷、曲池配阳陵泉等，同时还教他手指
操来练习手指的灵活性与指力。为了让他练习针灸最基本的捻针
手法，父亲将火柴头截去，只剩下木棍，让他用食指和拇指竖夹
着练习捻转手法（临床针刺时，拇食指一般为横向，此种方法加
强了捻针的难度，锻炼了指力和灵活性），并要求火柴棍不能倒
也不能倾斜，贺思圣就把火柴棍带在身边，随时练习。在父亲的
严格要求下，他用初中3年的课余时间夯实了针灸理论基础并熟
练掌握了操作技术。

初中毕业，年仅15岁的贺思圣对分配的学校不满意，便先
去教会学校学习了半年，后又考入了北京中医学校（当时危北
海、高益民等国家级名老中医也在该校的西医离职学习中医班学
习）大专班（图2）。父亲贺惠吾得知这个消息后，激动得热泪
盈眶，感觉自己的心血没有白费，他的事业终于后继有人了。父

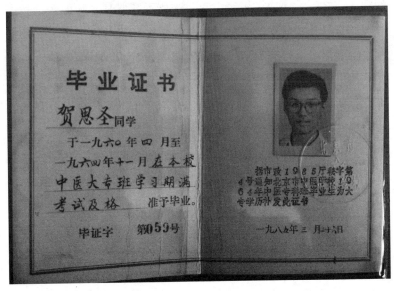

图2　中医大专班毕业证

7

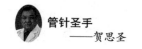

亲把这个好消息告诉自己的亲朋好友，与他们分享，并叮嘱贺思圣一定要好好学习，告诉他之前学习的针灸理论就像是外功，而中医是一套完整的理论体系，就好像内功，要贺思圣努力钻研，并语重心长地对他说，一定要带着中医的思维和对中医的感情学习中医，尤其是阴阳五行、脏腑经络必须要融会贯通。当时贺思圣不太明白父亲的意思，在后来学习的过程中，他逐渐懂得了中医的思维是整体观念、天人合一。

据贺思圣回忆，当时他们上课用的教材和现在不同，一个是那时候没有现在印刷精良的书籍，大多是用线装油印甚至竹简编成的书，学的都是《灵枢》《素问》《伤寒论》《金匮要略》《温病条辨》等经典原文，而且没有翻译过来的白话文。将这些经典背熟之后，再学习中药学、方剂学、中医诊断学、中医内科学、中医骨伤学、中医皮外科学、中医妇科学及中医儿科学等。当时的学生，之后大多成了国医大家，这离不开那时老师的辛勤教诲和他们自身扎实的中医基础，以及对中医经典的融会贯通。那时大家学习热情都很高，贺思圣比较调皮爱玩儿，但因为他有中医"童子功"，老师讲的很多内容都已经学过，他也自己编方剂歌诀来背，所以考试时总是胸有成竹，那时考试 90 分为满分，他答题时算着能得 80 多分就交卷了。就这样，3 年后他顺利地从北京中医学校毕业，然后回到父亲的诊所开始了实践学习。他跟父亲学习十分认真，父亲为患者针灸时，他就在旁边拿着针跟着比划，仔细观察各种手法的轻重区别，并将问题记录在小本上，等到一天的诊疗结束，再将疑问告知父亲，父亲再为他讲解。（图 3）

就这样，贺思圣跟随父亲学习了 20 多个月。这段时间他不仅学到了父亲精湛的医术，而且学到了父亲高尚的医德。贺惠吾老先生从来没有按时下过班，不管多晚都要看完最后一个患者，

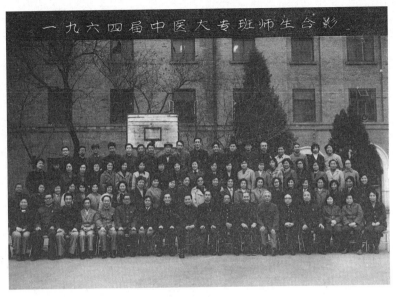

图3　1964年中医大专班师生合影（后排左三为贺思圣）

行医70余年一直如此。父亲的言传身教，让贺思圣念念不忘，在以后的临床带教中，他总是说作为医生首先要以患者为本，年轻人不免心浮气躁，年轻气盛，但是作为医生，对待患者就要和蔼，就要像对待自己的父母亲人一般，这样患者就不会生气了。贺老记忆最深的是在他18岁那年，一开始也和我们一样，年轻气盛。有一次，他父亲指导他给患者扎针，有的患者看他年轻，他还没开始扎，患者就喊疼，贺老很不高兴。事后他的父亲告诉他这很正常，患者是来找他看病的，让徒弟、孩子扎针自然心生恐惧，应该理解患者，作为医者就应该时时刻刻为患者着想，对患者要耐心、细心，无论富贵贫穷、男女老少皆一视同仁，把患者看作自己的至亲，即使患者一口痰吐在你脸上，也不能生气。这对贺思圣之后的行医之路影响很大，贺老之后时时刻刻以父亲的话为警示，身体力行，从未跟患者红过脸，更别说像现在的医

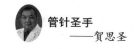
生一样和患者打架了。贺老 70 多岁出诊时还经常搀扶行动不便的患者，为不方便的患者脱衣裤和袜子。有时学生们还没反应过来，贺老二话不说就搀扶患者上床，帮患者褪去鞋袜，连患者都不好意思，连连道谢。他也从来不嫌弃患者有体味或者皮肤病。经常有患者来晚了，即便贺老有糖尿病，也要等着患者，觉得低血糖的时候就吃一块饼干。对于患者的提问都耐心解答，从来没有不耐烦。

除了和父亲学习医术，贺思圣还有几位重要的师傅，其中一位从他 11 岁起就给他讲授《药性赋》及《医宗金鉴》等医学著作，这个人就是中医名家林芝藩先生。林芝藩先生是清代御医林海南的徒弟，深得林海南真传，贺思圣的父亲当年便随林芝藩先生学习中医。贺思圣毕业时，他父亲任北京市中医医院针灸科副主任，和同道交好。贺思圣便有机会跟金针大师王乐亭学习，1957 年正式拜林芝藩为师，后拜金针王乐亭为师（图 4），1963年又入室内科大师关幼波名下（图 5）。故他除针灸外，内科造诣也颇高，尤其是肝病、脾胃病、妇科病、男科病等。说起拜师，也有些故事。贺思圣先拜林芝藩老先生学习内科，后拜王乐亭为师学习针灸，但因林老、王老辈分太高，并未摆枝（正式入师门），只以口盟形式随诊学习。1963 年仍在校学习的贺思圣正式拜师关幼波先生，时任北京市卫生局领导和中医名老专家到场祝贺。至此，他的中医传承身份才算尘埃落定。就这段经历，王乐亭和关幼波先生还先后以书面形式予以证明。（图 6、图 7）

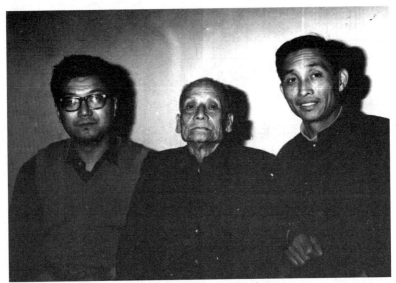

图4　与王乐亭（中）合影

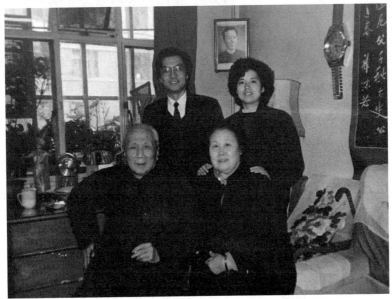

图5　贺思圣夫妇与关幼波及夫人合影

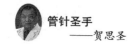
介绍信

贺思圣是我的学生，1944年3月出生于北京市，他的父亲贺惠民与我是我院的中医科同事，也是老中医。和我相识四十年有深厚的友谊，我还首肯贺惠民给我治病，叫他一家视之为师。贺思圣少年时及从父学习针灸，又拜我和林之瀚为老师，悉心学医。1960年11月考上北京中医学校（中级班）学习六年，1964年11月毕业，受到系统的、较全面的教育。毕业后，曾师从赵锡武、王乐亭、杨甲三、宗维新等名家，承师的亲自指导。由于贺思圣本人刻苦钻研，加倍学习，不仅有丰富的理论基础知识，而且临床很多年也积累了丰富的实践经验，现在不仅可以独立完成中医内科、妇科、针灸科、推拿科的诊断与治疗，而且有丰富的教学经验。曾经北京市办的高级西医学习中医训练班，中医理论研究班，担任过班主任教师。我也曾多次亲临讲课给予指导。尤其是他在讲课和系统及针灸方面，有较突出的特点。

图6　关幼波介绍信1

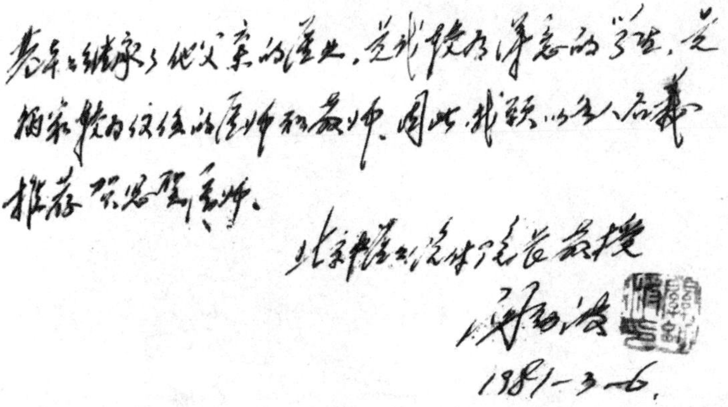

图7　关幼波介绍信2

三、投笔从戎

父亲贺惠吾对祖国的热爱及报效祖国的热忱影响了下一代，贺思圣姐弟都有一颗热爱祖国的赤子之心。怀着对军旅生活的梦想，对保家卫国的热忱，1964 年，年轻的贺思圣入伍来到某集团空降兵 7250 部队，成为一名空军伞兵。由于他有医学背景，在部队承担了卫生员、医务兵的职责。

虽然是医务兵，但平时的军务训练可不能含糊。既然穿上了军装，就要一切按部队的纪律来。刚刚走出校园的贺思圣，年轻稚嫩，在老兵、教官们的眼里，就是一个"新兵蛋子"，严酷的新兵训练正等着他。（图8）

每天天不亮就要起床，穿戴洗漱整齐，内务整理完毕后，就开始了长跑、负重越野、障碍穿越、野外射击、近身搏斗等体能训练，一系列艰苦严酷的训练让年轻的贺思圣开始有点吃不消了。每当快撑不下去的时候，他总是告诉自己："咬咬牙，再坚持一下！我一定能行！"就这样，经过了新兵营的"魔鬼"训练，

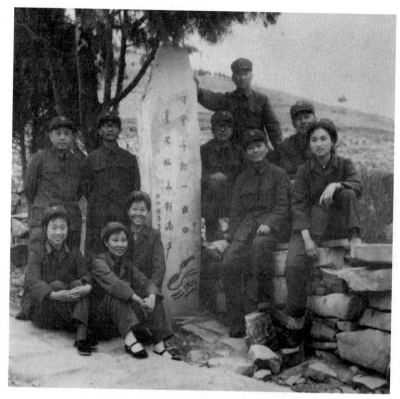

图 8　从军生涯（紧邻石碑右侧为贺思圣）

原本身体单薄的贺思圣变得结实了、肌肉坚实了——站如松，坐如钟，行如风。在训练之余，他还要担任医务兵的职责，虽然非常艰苦，但也很锻炼人。军旅生活让贺思圣养成了良好的生活习惯，办事雷厉风行，同时也练就了强健的体魄。在空军部队伞兵班，他总共执行跳伞任务 28 次。先后在解放军的编制医院、国防大学第二门诊部担任医师。

1966 年"文革"开始，贺思圣的父亲因为早年留学日本和资本家出身而被批斗。在武汉当兵的贺思圣也因此受到牵连，被调往湖北孝感地区，跟随医疗队进行为期 4 个多月的支农活动。那时候医疗队所到之地，大多是偏远地区，当地百姓缺医少药，贺老他们就义务为百姓看病、治疗。直到现在，每次去边远地区讲课时，对于困难的患者，贺老仍然不收诊费，义务治疗，同时还会把治疗方法耐心地教给当地的医生，让患者在他走后仍能继续得到正确的治疗，"军队是人民的子弟兵"这一口号，深深铭刻在贺老心中，其宅心仁厚可见一斑。（图9）

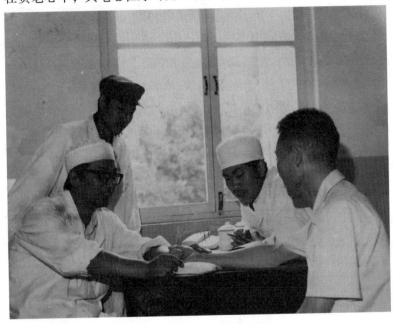

图9　从军生涯临床授课

在这期间，贺老他们的医疗队中有一名姓汪的西医大夫，是原国民党中校军医，两人一中一西，互相学习，取长补短，交流心得，相见恨晚。汪大夫对中医很感兴趣，尤其喜欢针灸，总是向贺思圣请教有关中医针灸的问题，贺思圣不厌其烦地为他讲解。每当贺思圣有西医方面不懂的地方求教汪大夫时，汪大夫也知无不言，言无不尽。就这样，贺老又学习了许多西医知识。他

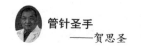
俩还联手在孝感为当地百姓义务看病，治愈了很多患者，其中也不乏聋哑人（后天所致）。被他们治愈的聋哑人自发组织成立了毛泽东思想宣传表演队，为大家表演节目，通过歌颂祖国、歌颂党来感谢他们的救治之恩。

贺老曾经遇到过这样一位患者。一个远房亲戚只有17岁，但已瘫痪在床7年之久，家中状况非常窘迫。贺老得知这一情况后，便毫不犹豫地接治了这个患者。当时患者骨瘦嶙峋，四肢蜷曲不能伸直，全身肌肉萎缩，肩、肘、腕、指、膝、踝关节肿胀变形，双小腿弯曲。询问病因，得知他是7年前因贪凉游泳，1个月后出现膝关节疼痛、肿胀，逐渐发展到全身关节，行走障碍，瘫痪在床。其间曾去过许多医院，包括北京儿童医院、矿务局医院等，被诊断为类风湿性关节炎，虽经治疗，非但没有减轻，疼痛反倒越来越重，西医已将他判了"死刑"。当时部队驻扎在山里，他就利用业余时间，搭乘火车出山为患者免费医治，经常因治疗时间晚了错过了火车，只得徒步夜行回山，途中要通过一条长长的火车隧道，一旦有运煤车通过，就弄得一身煤尘，还会吸入大量煤粉，有时过了两三天还能咯出黑痰。后来因为太不方便治疗，部队便安排患者住院治疗。当时患者是用门板抬进医院的。通过贺老的精心诊治，针药并用，治疗233天后，患者关节红肿消失，可自如行走，出院时一如常人。后来不仅有了自己喜爱的工作，而且结婚生子，生活幸福，至今一直未再发病。

四、创建学会

1985年，贺思圣被借调到北京市卫生局工作，每周有一半的时间在卫生局工作，一半的时间回部队医院（国防大学第二门诊部）出门诊。时任北京市卫生局中医处副处长的王莒生对贺老很是欣赏，对贺老说："我们应当为针灸事业做点什么……"在王莒生的鼓励和支持下，贺老着手筹建北京针灸学会（此前的针灸委员会隶属于北京市中医学会，首任主任委员是高凤桐）。

为了筹办协会，贺老一一拜访程莘农、杨甲三等针灸专家，希望得到他们的支持。经过不懈努力，大家一致同意贺老的做法，决定将针灸委员会上调一级，成为市级学会，取名"北京针灸学会"。这下贺老心里有了底，既然得到了前辈们的支持，贺老便开始放手去干了。

要成立学会，得有资金，还得有人员支持。可当时的民间学术组织一穷二白，要人没人，要钱没钱。贺老想，没钱我就去筹钱，没人我就去拉人！可是毕竟一个人势单力孤，不好办事，于是他找到了另一位针灸同道贺普仁，将自己的想法告诉了他，贺普仁也是想干事的人，两人一拍即合，于是二位贺先生开始携手筹建北京针灸学会。贺老利用在中医局工作的便利条件，找中医局相关领导协调此事，最终得到了上级单位的认可和支持，同意成立北京针灸学会，同时由北京市卫生局拨款 3000 元作为筹建经费。但这点经费还不足以运作，于是二位贺先生四处奔走"化缘"，用现在的话讲，叫"拉赞助"，他们分别去了北京朝阳医院、结核病医院（安贞医院前身）、北京中医医院、北京积水潭医院、中国中医研究院（现中国中医科学院）、针灸研究所等单位。功夫不负有心人，在众多单位的支持下，共筹集资金 3万元。

经过一年多的努力，贺老在多方支持帮助下，终于完成了北京针灸学会的筹建工作。经北京市卫生局、北京市科学技术协会批准，北京针灸学会于 1988 年 4 月正式成立。贺普仁任会长，邓良月、杨宝琴、高益民、佘靖任副会长，贺思圣任秘书长（图10）。第一届理事会由 25 名理事组成，下设针灸经络研究委员会、针灸文献研究委员会、腧穴研究委员会、针刺手法研究委员会、灸法研究委员会、针灸临床教学研究委员会、针刺麻醉研究

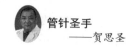

委员会和耳穴研究委员会 8 个专业委员会，有会员 400 余人。学会一成立，就开展了针灸培训及普及工作，开办了针灸研修班、西学中班等培训班，在全国范围内招收学员。通过学习，使针灸专业人员掌握穴位解剖部位与神经分布的关系、针刺深浅及禁穴以及针具与皮肤消毒等，规范针灸操作技术，以提高临床疗效，减少医疗事故的发生。在学会的组织下，北京市针灸骨干先后到华北、华东、东北、西南等地区的 10 余个省市推广针灸疗法，为北京和全国各地培养了大批针灸人才，为全国针灸事业的发展奠定了基础。

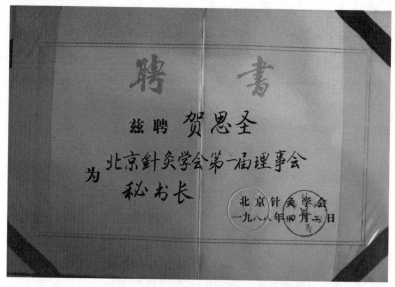

图 10　北京针灸学会第一届秘书长

在筹办针灸学会期间，为了有更多时间从事相关工作，贺思圣从部队转业退伍。1988 年 2 月，贺思圣来到北京市鼓楼中医医院针灸科工作，时任院长为张世雄，陈文伯任副院长。当时针灸科与他一同工作的有针灸名家张士杰（人称张太溪）、葛平、张丹敏等人。

五、国际交流

随着中医及针灸医学的国际化趋势，许多中医针灸人走出国门，向世界宣传中医针灸学，贺思圣也是其中一员。1989年，贺思圣与陈彤云、施小墨等北京中医界同仁一起应邀前往马来西亚、新加坡做学术交流，行医授课，传授管针术，并先后赴德国、法国、巴西、加拿大等国家进行学术交流；又在马来西亚医疗合作中心、新加坡温馨之家老人疗养院开诊工作，成立了自己的诊所。（图11）

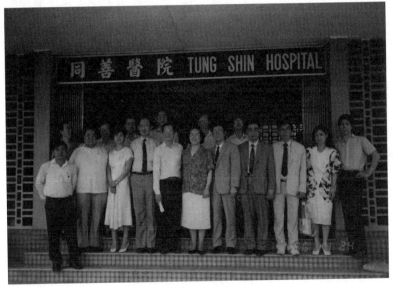

图11　1990年贺思圣（右五）与陈彤云（中）、
施小墨（右四）在马来西亚同善医院

在国外讲学时，贺思圣主要以推广针灸，特别是管针术为主。由于管针术进针不疼、取穴准确、疗效好，易于为外国医师

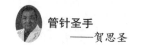

所掌握，也受患者的欢迎，所以在国外风靡一时，直至今日还有许多外国医师用管针治病。

在国外行医时，贺思圣接诊过很多疑难杂症。如一位患者车祸后双目失明，前来求医，但贺老从未诊治过失明。这位患者求医心切，即使贺老告知他自己从未诊治过类似疾病，患者仍坚持试试针灸。于是贺老就试着为他治疗，同时告诉他如果治疗20次还不见效，就找眼科大夫再看看，不要耽误了治疗的最佳时期。当针刺10次时，患者感觉眼前出现了光感，信心倍增，坚持治疗。一天患者突然给贺老打电话，说头痛，身体不适，正赶往马来西亚中心医院。贺老随即赶到医院一看，原来是患者癫痫发作（可能和车祸有关），在他们焦急等待医生给药时，患者症状逐渐缓解，等再睁开眼时，患者发现自己竟重获光明。这件事被马来西亚报纸广泛报道，说中国专家治好了失明患者。于是贺老门前每天都站满了来看眼病的人，马来西亚医疗中心也专门请贺老去他们那里出诊。他当时怎么解释也没人相信，他说这个患者只是个例，并不是自己真的会治失明，失明的原因各异，大多数都是无法治愈的，是世界难题，又怎么能通过针灸都治愈呢。

由于贺思圣在当地治愈了许多疑难杂症，因而名声大噪，当地各大华文报纸媒体争相报道，齐赞中国中医。当地人只要提起中国医生和针灸，都不由得伸出大拇指。一些西医医生也想拜师贺老学习针灸，他总是不厌其烦地向他们介绍中国的中医、针灸，将这博大精深的中国传统医术广为传播。他还帮助当地成立中医针灸学会，将当地的中医、针灸医生团结在一起，进行学术交流，对当地中医、针灸水平的提高做出了重大贡献。

六、落叶归根

2012年，68岁的贺思圣结束了20多年的海外讲学生活，回到祖国。他重新整理了父亲的笔记及资料，结合自己几十年来应用管针治疗疾病的临床经验及授课体会，根据针刺的方法、方向、角度、深浅、频率及力量等不同，将手伎精简分为七类，即调气术、雀啄术、捻针术、提插术、回旋术、摇针术、弹针术，简称"七伎"，又有"补、泻、迎、随、平补平泻"五种针刺手法，即"五法"，共同构成了管针术的学术内涵。因为针法由贺惠吾先生所创，故命名为"贺氏管针"，并将父亲的10种配穴方法精简为现在的"五法"。

2014年，北京市鼓楼中医医院建立了由北京市中医管理局资助的"3＋3薪火传承工作站"。虽然贺老年事已高，但他仍以饱满的工作热情全身心地投入到中医学的传承工作中去。除了每周1次的专家门诊，他还笔耕不辍，临床带教。由于操劳过度，在2014年的一天，他出诊带教时突然晕倒，经急诊抢救，诊断为脑梗死。由于发现及时，经针灸康复治疗1个月后即出院，情况良好，无明显后遗症，真是吉人自有天相！

出院后，大家都劝他修养调理一段时间再开始工作，可他一出院就恢复了门诊工作。他说，这一病更耽误不起了，现在说话总觉得有点那么不自在，记忆力也不比从前了，我得趁着自己还能行的时候，赶紧多干点活儿，多做点事儿，我在国外漂泊得太久了，讲学授课也都是给别人，现在我要把这些东西传下去，针灸是要手把手教、口传心授的东西，我不来门诊，拿什么传承啊？他是这样说的，更是这样做的。

贺思圣在临床教学中不拘一格，方法灵活多样，但他对弟子

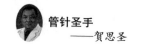
的要求却严肃认真，一板一眼。随他侍诊的弟子都知道，贺老师
要求严格，当日侍诊的弟子要提前到达诊室，把房间打扫干净，
准备好当天要用的针具等。这也是贺思圣一贯的工作作风。他说
只有提前做好准备工作，才能事半功倍。无论是徒弟还是实习、
进修医生，不论年龄大小、医龄长短，也不管是什么亲友关系，
只要是跟他学习，都是用同一个标准严格要求。比如在诊室内，
不可以随便同患者坐，要"站有站相"。给患者扎针时，要求取
穴标准、定位准确、手法熟练，不懂的问题要记下来，等到诊疗
结束再进行答疑。

有一次，朋友介绍一对夫妻前来求治，丈夫 36 岁，妻子 34
岁，结婚 10 年未孕，两位都是独生子女，久不生育。西医检查
男方 A 类精虫无，女方子宫壁厚 1.0cm，单侧输卵管不通。虽四
处求医，但无效果，两个家庭因此产生了矛盾，甚至强迫他们离
婚，但夫妻二人感情深厚，不肯离婚。贺思圣仔细询问病情，认
真诊疗，针药并用。不仅如此，他在鼓励夫妻俩坚持治疗的同
时，还要耗费很多精力做双方父母的思想工作。男方工作经常出
差，为持续治疗，贺思圣想办法将药做成膏剂方便带着服用。功
夫不负有心人，经过这样一年半的治疗，女方终于怀孕了。这个
好消息使得两家人既兴奋又紧张，没想到孕前检查，唐氏筛查阳
性，两家人又互相埋怨，闹得不可开交。夫妻俩沮丧地来找贺思
圣想办法，贺思圣不慌不忙地诊完脉，平静和蔼地对他们说，恭
喜你们，孩子很好。他俩将信将疑地将西医检查结果告诉贺思
圣，贺思圣却肯定地说，不急，再过一周你们再去复查。一周后
再查，如他所言一切正常。当一名健康可爱的女婴呱呱坠地时，
夫妻俩乐开了花，两个家庭也和好如初。贺思圣用他高超的医术
送给了他们一个鲜活可贵的生命。通过这个病案，可以看出贺思
圣不但有丰富高超的中医、针灸技术，还有深厚的西医造诣。

因贺思圣中医、针灸治疗具有显著的临床疗效和突出的中医特色，2014 年北京市鼓楼中医医院成立了"贺思圣名医传承工作站"。2015 年，"贺氏管针"被列为首批北京中医药健康养老适宜技术推广项目（图12），"贺氏管针"的发展进入了新的时期。2017 年，贺思圣被评为"首都国医名师"，收徒四人：潘芳、庞博、杨然、罗宇华（图13）。2018 年，贺老再纳高徒，刘祎思、于博、张雪婷、曹柏龙成为贺老第二批亲传弟子（图14）。贺思圣相继担任"北京市中医适宜技术尖兵人才培训""京廊合作810 工程""中医适宜技术下社区"等多项活动的指导老师、授课专家。近 80 岁高龄的老人，为中医事业的传承发展依然奋斗在临床一线，指导教学，每周 1 次的专家门诊是患者的期待、是学生的期待，更是贺老的期待。

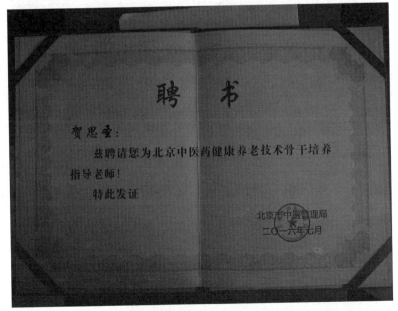

图12　受聘为北京中医药健康养老技术骨干培养指导老师

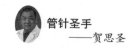

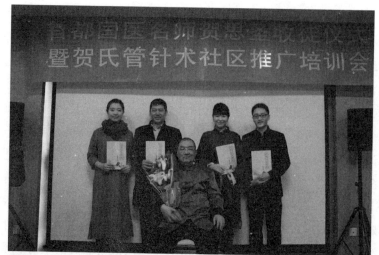

图13　与第二批徒弟合影(后排左起张雪婷、曹柏龙、刘祎思、于博)

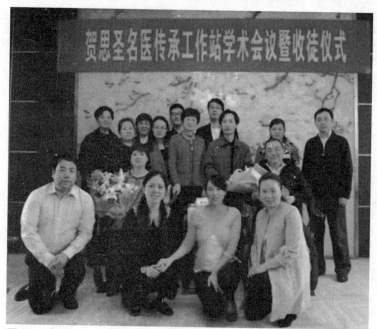

图14　与第一批徒弟合影(前排左起庞博、潘芳、杨然、罗宇华)

七、递薪传火

　　贺思圣教授一直以大医精诚来严格要求自己，精纯针技。首都国医名师，不仅体现在他深厚的理论基础和精湛的医术方面，也体现在他传承针道和日常生活当中。

　　贺老在带教中最注重的就是传统。他说一个针灸医师如果只会加电针，不会传统的针刺手法，那他永远只学到了皮毛，而传统的针刺手法需要日积月累的练习，现在的医生往往急功近利，不愿意刻苦练习，这就是为什么同样的穴位，师傅扎有效，徒弟扎就没有效。这是因为徒弟只继承了配穴，却没有继承针刺的方法、角度，手法幅度的大小，捻转的快慢，针刺的深浅，以及补泻手法。

　　贺老的针刺手法可谓是童子功，前文讲过，贺老年轻时，父亲贺惠吾老先生让他用火柴棍练习捻针，贺老便把火柴棍放在兜中随身携带，不管是上课还是课间，是坐着还是站着，右手都插在兜里练习，这样日积月累，方能练成捻转术。在施针时，患者才会无痛苦，又能达到针刺的效果。后来贺老从中医学校毕业，开始在父亲的门诊跟父亲学习管针，父亲怎么扎，贺老就在一旁仔细观察父亲手法的方向、角度、幅度，并在一旁模仿。如今贺老也是这么要求自己学生的。有一次，有新学生来跟诊，贺老先针了患者左侧的肩髃、肩髎，又针了患者右侧的肩髃、肩髎，然后问他们，我两侧针刺手法一样吗？学生们都答不出，贺老说如果跟诊只是来看看，那什么也学不到，我这两侧的穴位针刺时手法幅度和用的手伎都不一样，可见你们根本没仔细看，这样又怎么能学成呢？

　　由于贺氏管针讲究单手装针，因此也需要大量的练习。贺老说，那时他们兄弟姊妹几个比赛，看谁一分钟装的次数多，到后

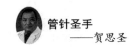
来大家都熟练了甚至能蒙着眼睛装针，因此初见贺老扎针的人都会觉得贺老像变魔术似的，哧溜一下，针就装进去了。贺老说，中风以后装针的速度比以前还慢了许多呢。有一次，电视台的记者来采访贺老，摄像的老师拍贺老扎针的镜头，总是不太满意。后来，记者不得不向贺老请示，能否将管针的操作过程来个慢动作分解，您的手法操作太快了，摄像老师实在是不能详细地全程捕捉。这下可难住了贺老，他笑了笑说，哎呀，这可真是难为我了，我试试吧，可是这一分解开来，就不是扎针的本意了啊。这是功夫，得练啊。

除了练习手法，贺老还教给他的徒弟们一套手指操，要他们经常练习，锻炼手指的灵活度和指力。首先双侧拇指、食指交替相对运动，之后逐渐到拇指、中指，拇指、无名指和拇指、小指，然后十指相对用力，并尽量将食指、中指第一指关节向外屈90°，指尖之间相对，好像一个塔尖。如此反复练习。

除了传授针法，贺老更强调职业精神的传播，他常说扎针要有"神"。一次，一位进修医师在贺老给患者扎针时向他请教，贺老不理不睬，就像没听见他说话一样，依然聚精会神、全神贯注在患者和他手中的针上。诊毕，贺老非常礼貌地向这位进修医生表示了歉意，同时向大家道出了缘由。《灵枢·九针十二原》有云"粗守形，上守神""神在秋毫，属意病者""必一其神，令志在针"。行针时，更要像窦汉卿在《标幽赋》里说的"目无外视，手如握虎；心无内慕，如待贵人"。"方才我没有理睬您，并不是对您有意见，而是施针时不能分神！"贺老还对大家讲："扎针要有神采！何为神采？武行有句话叫：外练筋骨皮，内练一口气。我们虽不是习武之人，但针刺同样也讲究功夫，要有神！聚精会神，手如握虎，如履薄冰，不得掺杂半分杂念，这是对患者负责，也是对自己负责啊！"

贺老还对学生们说过，扎针也是一门艺术，首先要熟！熟能

生巧，巧成功夫，功到自然成。比如你用管针，装针的过程一定
要娴熟，单手操作，不到 1 秒完成，看上去要行云流水般，一气
呵成。不可颤颤巍巍，笨拙粗糙。最终做到针人合一，针不离
手。行针之前要气定神闲，患者和医者都要集中精神，如果患者
在打电话、玩手机，都不能扎针。而医者更要两腿站立与肩同
宽，上身直立，沉肩坠肘，手如握虎，不能东倒西歪，这样医生
的气才能顺畅，才能感受到患者的气，调整患者的气。现在有些
医生扎针时，还在聊天，边扎边聊，自己的神都不知道哪里去
了，扎针就像插秧，离针灸本来调气、调神的意义相去甚远，更
不用谈治疗效果了。治病是严肃认真的事情，医者更要对疾病有
所敬畏，精益求精。（图15）

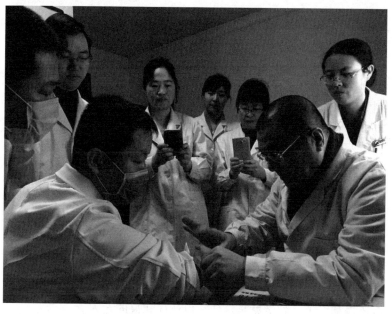

图 15　指导学生

　　贺老对于学生的思想品德要求很严格，经常言传身教，教导他

27

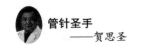
们要有耐心、有爱心、有责任心。在学习上他要求学生必须背熟十四经脉的穴位和循行，贺老说十四经脉的循行和穴位对于针灸大夫非常重要，就好像内科大夫背熟方剂学一样。贺老常说，背诵经脉并不难，每天睡前，躺在床上，背上一遍经脉循行，把穴位挨个念叨一遍，就好比是练了一遍气功！以意领气，循环灌注，周流全身，长此以往，功力大增。对于重点穴位的把握，贺老怕学生们掌握不到位，常常亲自上手，示范给学生们看。比如，三阴交这个穴位，贺老说，顾名思义，三阴交会，此穴可通调足三阴经。针刺时我们要有目的而为之，比如你想让针感向足太阴传感，还是要让针感向足厥阴经去，我们手下得有个谱。说完，已听到了学生说"哦，有了有了，针感来了，到足尖了……"

贺老对于针刺手法的要求更是严格，对于爱徒也是毫无保留，常常怕他们看不清、学不会，"你看我刚才这是虚捻，手动针不动，你看我好像是捻了，其实没有"，贺老耐心地讲解，"我扎刚才那个患者的风池比这个患者手法要更重，幅度要更大，针刺要更深"。一位年近八旬的老者如此手把手悉心教学真是难能可贵。

在生活中贺老又是一位慈父，之前有一个学生选了西医的博士导师，因为是学中医出身，学习完毕后不给颁发博士证书，贺老亲自为他去卫生局奔走，最终拿到了博士证书。每逢过年过节贺老常和徒弟一起聚餐，有空还和徒弟出去踏青，还坚持要求负担游玩的费用，他总说你们刚工作能挣多少钱，以后结婚生子有的是用钱的地方。学生去家中探望带了礼物，走的时候还得拿上好多东西，都是贺老给的，学生们开玩笑说就像回娘家，不仅蹭饭还得拿着走。贺老就是这样一位慈祥和蔼的老人。

在生活上，贺思圣教授有一个温馨和睦的家庭，他与夫人党温鸣感情非常深。贺老非常孝顺，还把岳父岳母接到一个楼中同住，方便照顾。贺老生活朴素，和夫人、儿子住着两居室的房子，生活看似平淡，但平淡之中却处处透露着相伴多年的默契和真情。贺夫人也是学医出身，她对贺思圣教授的工作非常支持，还经常帮忙整理书稿，多年来关心贺老的健康，照顾贺老的生活起居，为贺老奉献了自己的一生。贺思圣教授也非常感激夫人。

　　贺思圣教授对孩子的教育非常严格，特别要求孩子首先要做一个好人，要有好的人品，要求孩子和学生时刻牢记"求实忌虚，洁廉莫贪，平凡做人，博爱为怀"的家训，由于他的言传身教，他的孩子也非常优秀，在各自的领域发光发热。

第二章
谈 针 论 理

　　贺思圣教授中医理论基础深厚，临床经验丰富，本章介绍贺老在针灸治疗中总结的理论基础、常用配穴及针刺特色手法，对于针灸理论研究和临床应用都有很高的实用价值。

一、贺氏管针术

（一）贺氏管针术常用手伎七法

手伎是指针刺的方法、方向、角度、深浅、频率及力量等的综合运用，它不仅作为进针法，而且可以探寻、诱发和促进经气流动，是施用补泻手法的基础。中国明代针灸家杨继洲曾在参照《针经指南》十四法及历代医家的针刺手法基础上，结合个人经验，将针刺的基本步骤总结归纳为"十二字分次第手法"，简称"十二字手法"，又把进针时的一些基本操作归纳为"下手八法"。十二字手法，即爪切、指持、口温、进针、指循、爪摄、退针、指搓、指捻、指留、针摇、指拔。下手八法，即揣、爪、搓、弹、摇、扪、循、捻。"下手八法"与"十二字手法"内容大致相同。贺老结合父亲的手法及自己的临床经验，将贺氏管针术最终总结为常用的七种手伎，分别是调气术、雀啄术、捻针术、提插术、回旋术、摇针术、弹针术。

1. 调气术

杨继洲、张介宾等古代医家都强调下针时令患者咳嗽一声，认为咳可引动脏腑之气机，振三百六十骨节，有松肌筋、通经脉之效，随咳下针于促动经气有重要意义。贺氏将随咳下针演化成调气术，即针刺过皮肤后勿进针，令患者自然呼吸，并将针左右平衡捻转 5~6 次，每次不超过 240°，然后再刺入肌腠。其作用既可使医者"令志在针""无忘其神"，又可通过孙络的调节使气血宣散，松弛肌肉，减少针刺过皮的痛苦。

2. 雀啄术

雀啄术的动态似鸟之啄食，将针体上下进退移动，频率较快，手法柔和，力量均匀。此术有两种用途：第一为进针手法，

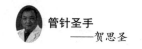
针刺入皮肤后，以雀啄手伎进针，针体上下进退时，应进多退少，其优点是进针快而不痛；第二为治疗手伎，具有候气快、促经气流动、加强针感的优点。

雀啄术在临床施用有 3 种类型：

（1）针体移动雀啄术：针刺皮肤后，以雀啄手伎将针刺到所需深度，针体上下移动运行，达到候气目的。根据所需要的刺激量，又分为一般雀啄术和弱雀啄术。前者进退的深度范围在 0.5 ~ 1cm，手部动作的力量稍强；后者进退的深度范围不超过 0.5cm，手部动作的力量稍弱而柔和。针体移动雀啄术适用于四肢、躯干等部位，如中脘、曲池、足三里等穴位。

（2）针体固定雀啄术：针刺到达相应部位后，针体基本不动，进退的深度范围不超过 1cm，仅以手的微小雀啄动作带动针体，达到候气的目的。此法适用于头颈部位及耳区，如人迎、扶突、耳门、听宫等穴位。

（3）针柄雀啄术：针刺到达相应部位后，针体不动，而用食指、拇指的指腹上下摩擦针柄，仍如雀啄之势，以达到候气目的。此法适用于眼区部位，如睛明、承泣等穴位。

3. 捻针术

针刺到达相应部位后，采取柔和的力量将针体左右旋捻，从而达到候气的目的。此法称为捻转术，即"以手指捻针也"。务要记住左右，左为外，右为内，旋捻角度适宜，力量柔和，左右旋捻反复不已。此术得气较快，针感传播稳定，是达到"气至病所"的主要手段。

临床应用有 3 种类型：

（1）对应捻转术：针体左右旋捻的角度及力量基本相等。所需的治疗刺激量较大时，则旋捻的频率较快，角度也较大；所需的治疗刺激量较小时，则旋捻的频率较慢，角度也较小。此法可以作为进针、退针之法。

（2）右三左二捻转术：将针左右旋捻时，其力量和角度皆有差异。右三则向右旋捻，力量强，角度大；左二则向左旋捻力量弱，角度小。不是向右捻三下，向左捻二下，应混合捻转（数字代表旋捻力量、强度和角度的量化）。

（3）左三右二捻转术：此法和右三左二捻转术的操作方法相反。左三则向左力量强，角度大；右二则向右力量弱，角度小。捻转术的优点是候气柔和、针感稳定，而且对于因针在体内偏重一侧捻转而使肌肉纤维缠住针体的现象可以得到缓解。

4. 提插术

针刺到达相应部位后，将针体较大幅度地上下进退运行，频率较慢，进退的程度基本保持上多下少，但每次提插时针体的上移差距不超过 0.1cm。当提插使针体逐渐上升到所刺深度 1/2 时，可将针再刺到原来到达的相应部位，继续施用提插术。此术的针感不同于雀啄术，是由酸、胀、沉之感转变成麻木。

提插术适用于四肢、躯干部位的腧穴，但背部十二椎以上的各脏腑俞穴和两侧胸胁部位穴位禁用提插术。临床可分为：

（1）对等提插术：针刺至所需深度后，将针体大幅度地上下进退运行，提与插的力量、速度、进退深度均等，与雀啄术的区别在于针刺深、频率慢、力量强。

（2）下三上二提插术：下三则插时力量强，速度快；上二则提时力量弱，速度慢。此术多用于以补为主的平补平泻法中。

（3）上三下二提插术：上三则提时力量强，速度快；下二则插时力量弱，速度慢。此法多用于以泻为主的平补平泻手法中。

无论哪种提插术，针感都比较强，对于候气较慢的患者尤为适用。

5. 回旋术

针刺到达相应部位并已候气，针感也较明显时，将针体朝同一方向旋捻，或左捻或右捻，其针感强烈、易传导，有加强候

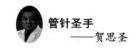
气、增强刺激力量、延长针感时间等特点。但旋捻的力量不宜过于峻猛，仍以柔和为好。旋捻的角度，每次为针柄捻转半圈至一圈（180°～360°），此为旋捻 1 次。临床施用回旋术时，以针感的强烈程度来决定旋捻几次，运用时一般回旋 2～4 次即可。此术的作用是加强针感传导，延长针感时间。

6. 摇针术

将针急刺到所需深度，用拇指、食指轻摇针柄，手腕不动，其势如磨盘之状，力量稍强而均匀，速度中等。此术的泄热作用较强，在临床常配合泻法。治疗阳经实热时，可重复应用。

7. 弹针术

凡补时用指甲轻弹针柄，使气疾也。弹时力量柔和不可过重，约每秒钟或每两秒钟轻弹 1 次，可控制、调节、激发经气有节奏地运行，多在治疗目疾、耳疾及面口疾病时应用。

（二）贺氏管针术"配穴五法"

配穴即是针灸的治疗组方。管针术的配穴原则是"辨证循经取穴"。它是以脏腑经络学说为理论指导，根据病机和症状，通过望、闻、问、切，在整体观念的基础上辨证论治，选择有关经脉的腧穴配伍组方。管针术的配穴原则有以下几点内容：

1. 一般运用法

本法又称"局部取穴法"，就是在病患所在部位取局部腧穴治疗。如病在头部，可配取上星、百会、风池、头维等穴；病在上肢，可配取肩髃、曲池、合谷、后溪等穴；病在下肢，可配取环跳、阳陵泉、绝骨、委中等穴；病在胸部，可配取膻中、中府、膺窗、天溪等穴；病在肋胁部，可配取章门、京门、期门等穴；病在腹部，可配取中脘、天枢、气海、关元等穴；病在肩背部，可配取大椎、肩外俞、秉风、天宗等穴；病在腰部，可配取命门、肾俞、大肠俞等穴。

2. 对症取穴法

根据临床病证而选用善治这些病症的腧穴，称对症取穴法。其内容如下：

（1）单穴应用法：某穴治疗某病有特殊疗效的，即取此单穴治疗。如胃寒腹痛、肢冷脉沉者，可取神阙穴灸之；中风不语者，可急刺印堂；昏厥不省人事者，可重刺人中穴；血虚眩晕或脱肛患者，可灸百会。其他诸如大椎穴清热、陶道穴治疟、长强穴疗痔、会阳穴治小儿腹泻、劳宫穴治鹅掌风、上星穴治鼻衄、后溪穴治落枕、和髎穴治口噤不开、攒竹穴治呃逆等皆称为单穴应用法。常用的单穴如下。

内关：手厥阴心包经之"络"穴，别走少阳，为八脉交会穴之一，通于阴维脉，具有清包络、疏三焦、宁神定志、宽胸理气、和胃止痛及维络三条阴经的效能。本穴针感很强，向下扩散可到指端，向上扩散可及胸部，因此手法需力柔而缓。临床治疗：①胃脘痛（急症）：用对等提插术，针刺时令患者缓慢深呼吸相配合。②阵发性心动过速：用迎法，针时令患者平卧。③阵发性心动过缓：用随法，针时令患者平卧。

人中：督脉之穴。督脉在人体脊柱正中线上，起于骶尾，循行腰背，入胸通髓，与诸阳经相连，被称为"诸阳之海"，对脊柱之疾有显效。急性腰扭伤针人中，斜向上45°、刺8～10分，用回旋术即可止痛，有立竿见影之功。

攒竹：足太阳膀胱经穴，位于眉头之凹陷中，主治头目之疾。足太阳膀胱经循行之始与旁侧足阳明胃经源头处交会，而攒竹穴首当其冲，故又可治胃经之疾。取攒竹穴治呃逆用回旋术（其间偶用固定雀啄术）针刺时，令患者缓缓呼吸，可见奇效。

后溪：手太阳小肠经之穴，位在第5掌指关节横纹赤白肉际之处，但因是八脉交会穴之一，通督脉，所以主治项背、腰肌扭伤之症。治落枕用回旋术有奇效，针后疼痛即可减轻，4～6小时

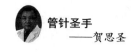
后则可痊愈。

涌泉：足少阴肾经的"井穴"，历代医家都将涌泉穴作为常用急救穴之一。临床实践证明，各种原因引起体内阴阳消长失调而致的昏迷、休克、中暑、昏厥、癫疾、躁狂等急症，用泻法针刺涌泉穴具有开窍醒神、安心宁志的作用。此外，涌泉穴用迎法，可治眩晕和下肢水肿；用随法，可治阳痿（寒重者可针加灸）；用平补平泻法，可治腰脊痛。

（2）双穴应用法：某穴治疗某病有特殊疗效的，即取左右两侧相同的穴位同时下针。如腰痛取两侧肾俞或委中穴、胃痛取两侧内关或足三里穴、月经不调取两侧血海或三阴交穴、头痛取两侧列缺穴、面口疾病取两侧合谷穴等皆称为双穴应用法。常用的配穴法有以下4组：

合谷配复溜：合谷是手阳明经的"原"穴，补可助阳、益气、宣发，泻可清热、理气、养阴；复溜是足少阴经的"经"穴，为水之上源，可调节体内水液代谢，补可养阴，泻可利水。二穴相配：①治多汗：合谷穴用泻法，复溜穴用补法，主治心烦躁热、汗出不止。②治无汗：合谷穴用补法，复溜穴用泻法，主治气虚阳弱复感寒邪而致的恶寒无汗。

手三里配足三里：胃、大肠皆为腑，功能传化物而不藏，是食物新陈代谢的场所，此二穴都属阳明，循行互通，一手一足，上下相应，实证可泻，虚证可补，肠胃同调。二穴相配：①治慢性腹泻：二穴均用补法，主治脾虚胃弱所致的肠鸣腹泻、少腹坠痛。②治急性腹膜炎：二穴均用泻法，主治中焦湿热所致的腹痛腹泻、里急后重。

鱼际配太溪：此二穴配合乃金元时期四大家之一的李东恒所创，主治肺气逆乱、喘促不安。鱼际是肺经的荥穴，泻可除热，补可益气。太溪是肾经的输穴，泻可除湿，补可益阴。二穴相配：①治阴虚咳嗽：鱼际用泻法，太溪用补法，主治肺肾阴虚而致咳嗽不止、痰中带血、日轻夜重。②治声闭音哑：鱼际用补法，太溪用泻法，主治内有虚火、外受寒邪而致的突然声闭音哑。

三阴交配关元：二穴都是多经交会穴。三阴交是脾、肾、肝三经交会穴，关元为任脉之穴，却也与脾、肾、肝三经交会。二穴相配可治三经之症，尤其是治疗男女生殖之病：①治男子阳痿：二穴皆用补法，可治肝肾阴虚而致阳痿（勃起慢、软不坚）。②治女子不孕：二穴皆用补法，可治下焦虚寒、血滞胞宫而致女子不孕症。

（3）连锁应用法：数个腧穴治疗某病有特殊疗效的，即将数个穴位同时应用，可增其疗效。如治疗咳嗽，可同时取肺俞、中府、太渊等穴，痰多者加刺丰隆。治疗喘息，可同时取肺俞、膏肓、神堂等穴，实证加刺尺泽穴，虚证灸神阙穴。治疗血虚患者，可同时艾灸膈俞、肝俞、脾俞等穴。治疗梦遗滑精，可同时取命门、志室、肾俞、三阴交等穴。治疗呕吐或胃痛，可同时取中脘、胃俞、内关、足三里等穴。治疗眩晕，可同时取天柱、风池、百会、太阳等穴。治疗妇女痛经，可同时取气海、血海、三阴交等穴。以上皆称连锁应用法。

3. 循经取穴法

经过辨证分析，病证归属何经脉，即取其经脉的腧穴治疗，叫循经取穴法。如胃经疾患出现胃痛、腹胀、恶心、呕吐等症，取胃经腧穴承满、梁门、天枢、足三里等穴。又如心经疾患出现胸闷心痛、心慌烦乱、寐差梦多等症，取心经腧穴通里、神门、少冲等穴。再如胆经疾患出现头昏、偏头痛、耳鸣、口苦胁痛等症，可取胆经腧穴悬颅、听会、风池、阳陵泉、绝骨等穴。有些是经脉循行四肢部位所表现的疾病：如上肢痛、痿废不用或痉挛等症，可取手阳明经腧穴肩髃、曲池、合谷等；如下肢痛、痿废不用或痉挛等症，可取足少阳经腧穴环跳、风市、阳陵泉、绝骨

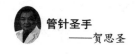
等穴。

4. 表里取穴法

十二经脉是以阴阳来表明其属性的。凡是属脏络腑，循行于肢体内侧的经脉，叫作阴经；凡是属腑络脏，循行于肢体外侧的经脉，叫作阳经。同时根据内脏的性质和循行位置，又分为手三阴、手三阳、足三阴、足三阳。

凡是阴经皆属里，凡是阳经皆属表，与脏腑的表里相合是一致的。表里取穴法，就是根据这个原理而拟定的。属表的阳经患病，不仅可取本经腧穴，也可以取与此相合的属里的阴经腧穴；属里的阴经患病，不仅可取本经腧穴，也可取与此相合的属表的阳经腧穴。

如肺经的咳喘，除取本经腧穴外，还可配取与此相合的大肠经腧穴，像曲池、合谷等穴。又如肝经的头痛、眩晕，除取本经腧穴外，还可配取与此相合的胆经腧穴，像环跳、阳陵泉、绝骨等穴。再如膀胱经的尿失禁，除取本经腧穴外，还可配取与此相合的肾经腧穴，像大赫、复溜等穴。

此外，针灸学中还有俞募配穴，俞穴和募穴都是经气积聚流注的部位。募穴为脏气所积聚，位置在胸腹，属阴为里；俞穴为腑气所积聚，位置在腰背部，属阳为表。因此，俞募穴相配属表里取穴法（表1）。

表1　俞穴、募穴之所属

脏腑	心	肝	脾	肺	肾	胆	胃	大肠	小肠	膀胱	三焦
募穴	巨阙	期门	章门	中府	京门	日月	中脘	天枢	关元	中极	石门
俞穴	心俞	肝俞	脾俞	肺俞	肾俞	胆俞	胃俞	大肠俞	小肠俞	膀胱俞	三焦俞

5. 辨证取穴法

人是一个有机的整体，人的生命活动就是靠脏腑间的密切联系所构成的人体生理功能的整体性。各个脏器虽有不同的生理功能，但脏与脏、腑与腑、脏与腑之间又是相互联系、相互依存、相互制约、相互促进的。因此，若一脏发生病变，不仅通过经络的传导反映到一定的部位或表现出本脏病证的特征，而且通过经络的传导也会影响其他脏器发生病变，临床上常见到以一脏为主的两脏同病，甚至三脏同病。辨证取穴法，就是在整体观念的基础上，依据望、闻、问、切所得到的依据，通过脏腑经络辨证的分析，以决定取某穴组方进行治疗的方法。

例如失眠一症，有心气虚弱者，有心血不足者，有心脾两虚者，有心肾不交者，有肝阳上亢者，还有胃不和而夜寐不安者。虽都是失眠，但病因不同，则临床表现有差异，治疗方法就不一样，取穴也不相同。像心脾两虚和胆火炽盛所致失眠，两者取穴就不一样。心脾两虚者宜补心健脾，取内关、神门、足三里、三阴交等穴，施用补法治疗；胆火炽盛者应清胆泻火，取阳陵泉、绝骨、太冲、后溪等穴，施用泻法治疗。这样的取穴治疗方法，叫辨证取穴法。

（三）贺氏管针术补泻复合手法

针灸疗法是以经络学说为理论基础，指导临床的诊断与治疗。经络是人体运行气血、联络脏腑、沟通内外、贯穿上下的通路，并依靠经气来行使正常生理活动。腧穴就是经气运行输注于皮肉筋骨之间的部位。当经气运行失常，经络发生病理变化，不仅会影响脏腑的虚实（功能的抑制或亢奋），而且也会在腧穴部位上有所反应（如特殊的酸、胀、沉、痛等感觉）。若遇到病理变化，就要通过一定的方式沟通经络、运行经气、平调虚实，而针灸疗法就是一种极好的方式，通过在腧穴上进行针灸，达到治病目的。

管针术在临床上所使用的补泻手法，即补、泻、迎、随。其

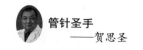
中随法归属于补法之内，迎法归属于泻法之内。所谓的补泻就是指不同的刺激，人体内各组织器官的反应不一样。因此，气机就有不同的调整，能使气不足者得以鼓舞，气有余者受到抑制，从而达到治病的目的。由于管针术的手法是以完成一次补泻为一个回合，所以又称为回合补泻。

1. 补法

针刺入皮后施用调气术，俟候经气，再施用三进刺。

一进刺：针刺到天部，根据患者的体质和耐受程度，选用"雀啄术"或"下三上二提插术"以促进经气流动，再用"左三右二捻转术"沟通经脉以候气。当患者感到局部酸胀，并沿经脉走行扩散时，即用二进刺。

二进刺：将针继刺到人部，则重复一进刺的手法，候气后即用三进刺。

三进刺：将针继刺到地部，仍重复一进刺的手法，候气后施用"回旋术"，向右捻 2~3 次以增强针感，然后趁患者吸气之际（自然呼吸）乘势出针，扪其穴孔，勿令气泻，此为补法的第一回合。

补法一般应用于脏腑功能低下和气血津精不足而致的各种虚证，多在腹、背部取穴。例如治疗胃下垂，针刺中脘穴时，施用补法；治疗腰肌劳损（肾虚型），针刺肾俞穴时，施用补法。

2. 泻法

针刺入皮后施用调气术，俟候经气，施用三退刺。

一退刺：将针急刺到地部，用"右三左二捻转术"疏通经气；再用"上三下二提插术"，边提插、边捻转，当医者针下的感觉由沉紧有力，经气潮涌不断而逐渐转变成松软如刺在棉絮之中，患者也感局部松弛舒适，此时则提多插少，将针退至人部，即用二退刺。

二退刺：重复一退刺的手法，待出现上述针感，将针退至天部，即用三退刺。

三退刺：仍重复一退刺的手法，待针感出现后，患者不适症状明显减轻，医者也感针尖下平和时，则用"摇针术"，边摇动针柄，边趁患者呼气时（自然呼吸），徐徐提插出针。勿扪穴孔，令邪气外泄，此为泻法的一次回合。

泻法一般应用于脏腑功能亢奋以及各种原因导致的气血不宣、津精瘀积、经脉不通而致的实证，多在腹、背部取穴。例如治疗胃痉挛，针刺中脘穴，施用泻法；治疗急性腰痛（肾结石），针刺肾俞穴，施用泻法。

3. 迎法

迎法是一种诱导手法，属于泻法范畴。它是"迎而夺之"，使病态的亢奋通过诱导手法而受到抑制，逐渐恢复常态。本法有调和虚实、平衡阴阳的作用，以及只泻其邪、不伤其正的优点，适用于阴虚阳亢或阳虚阴盛而致的本虚标实之实证。

操作分两个阶段：第一阶段是针刺方向朝经络循行之始端，急刺到应达部位，用雀啄术候气后，以"上三下二提插术"为主要手段，与"摇针术"同用 2～3 次，候气后医者觉针下阵阵沉紧，患者觉针感向经脉循行的末端扩散，此时则边摇针、边提插、边出针到所刺深度的 1/2 时，开始第二阶段。其手法内容同前，待针退至皮下约 2 分处时，可缓慢出针，勿扪穴孔，令邪气外泄。此法虽属泻法，但多用在四肢，如治疗高血压病针刺曲池穴，施用迎法。

4. 随法

随法是一种反射手法，属于补法范畴。它是"随而济之"，使病态的抑制通过反射手法而得到兴奋，逐渐恢复常态。本法有调和虚实、平衡阴阳的作用，以及只扶其正、不助其邪的优点，适用于虚实相兼、虚中夹实或实中夹虚而致的气血不宣之虚证。

操作时，针刺方向朝着经络循行的末端，用雀啄术，采取急

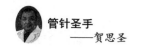
刺急进之法，刺到应达部位，上下进退的频率稍慢于补法，进多退少，力量较强。候气后，将"雀啄术"和"右三左二捻转术"同时并用。在术者感针体紧涩，患者针感开始扩散时，即急速出针，扪其穴孔，勿令气泻。此法虽属补法范畴，但多用于四肢以及虚实相兼的患者，如治疗低血压病针刺曲池穴，施用随法。

二、谈医理

（一）气乃动力之根、诸疾之源，调气乃治病之本

贺氏在辨证论治中十分强调"气"，指出气不仅是人体生命活动的动力，也是营养人体的物质基础。因为气禀受先天父母之精而生，又赖后天水谷精微而养，是人体生命存在的根本。气既能濡养脏腑，又赖脏腑化生。气入心则主神明，入肺则主肃降，入肝则主疏泄，入脾则主运化，入肾则主开阖，入胃则主受纳，入小肠则主传化，入大肠则主传导，入膀胱则主藏津，入三焦则主气化；营得气而养，卫得气而保，津得气而化，血得气而行。在病理变化方面，外感内伤均会引起气病。如外邪伤肺，则肺气失宣；寒邪直中肠胃，则中气失调；热邪袭入心包，则心气逆乱；怒则气上，喜则气缓，悲则气消，思则气结，惊则气乱，恐则气下；饮食伤脾，则脾失健运，胃气失和；房劳伤肾，则肾气虚惫，失于固摄等。另外，气病也必定反映出脏腑之疾患。如心气逆乱（实），则神昏狂癫；心气不足（虚），则心悸怔忡；肺气不宣（实），则气逆喘咳；肺气不足（虚），则神疲气短；脾气困滞（实），则胀满肢重；脾气失运（虚），则腹泻便溏；胃气上逆（实），则嗳气呕恶；胃气不足（虚），则食少纳呆；肝气郁结（实），则胁痛胀满；肝气不足（虚），则胆虚易惊；肾气湿热（实），则尿溲短赤，茎中热痛；肾气不固（虚），则早泄滑精；

气郁伤血（实），则咳血痛经。气失统摄（虚），则淋漓紫癜等。或气逆，或气郁，或气结，或气滞，或气虚，表现各异，但都不离虚实二端。因此，临证重在调气。虚者当补之不足，实者当伐之有余，以期"阴平阳秘，精神乃治"，此为治病之本。

（二）虚者求脾，实者责肝

1. 气之病"虚者求脾"

贺氏尊崇东垣提出的"元气之充足，皆由脾胃之气无所伤，而后能滋养元气。若胃气之本弱，饮食自倍，元气亦不能充，而诸病之所由生也"的"人以胃气为本"的观点。贺氏对《灵枢·本神》中"脾气虚则四肢不用，五脏不安"领悟颇深，指出：脾与肝多表现腹胀饱满、不思饮食、肠鸣腹泻、舌苔白腻、脉弦缓等脾虚肝郁之症；脾与心多表现面色萎黄、气短神怯、健忘怔忡、食少乏力、寐差易醒、舌苔淡白、脉细无力等心脾两虚之症；脾与肺多表现倦怠少气、肢软无力、纳差便溏、咳嗽痰多、苔白薄腻、脉濡且弱等脾虚及肺之症；脾与肾多表现神疲肢软、畏寒喜暖、腹胀少食、便溏滑泻甚则完谷不化、舌质淡、脉沉迟等脾肾两虚之症。脾与五脏兼见的实证，在临床上所见甚少，大都以虚为主。因此，贺氏在临床上常以中脘配胃俞、章门配脾俞，加足三里组成基本穴组，随症加减，治疗多种疾病。如加曲池、血海、行间，健脾柔肝以理气；加神门、内关、三阴交，治脾养心以安神；加命门、大肠俞、关元，治脾益肾以助阳；加膏肓、肺俞、中府，治脾益肺以平喘；加大包、公孙、内庭，治脾润胃以和中；加大肠俞、支沟、行间，治脾涤肠以润便；加中极、膀胱俞、三阴交，治脾利尿以消水；加天枢、气海、大肠俞，治脾补中以升阳；加血海、复溜、阴陵泉，治脾降火以养阴等调气治脾之法。此外，其他如调气治郁、调气治火、调气治血、调气治神、调气治精、调气治痰、调气治痿、调气治痹均收

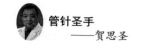
到了较好的临床效果。

如调气治痹。贺氏不用单纯的补法或泻法，而是根据气病的性质、痹证的特点，施以动静相宜、平补平泻手法。他说："风性善行，经气遇风则动，游走数变，故痛无定处，此因气乱窜行所致，称'行痹'；治疗当以静制动，稳定气行，手法平补平泻，针力宜轻，突出'稳'。寒性质凝，经气遇寒则聚，积滞不行，故痛有定处，遇冷加剧，此因气滞凝积所致，称'痛痹'；治疗以动除静，破滞行气，手法平补平泻，针力宜重，突出'破'。湿性重浊，经气遇湿则固，缠绵黏滞，故痛而重着，此因气固不运所致，称为'着痹'；治疗调静制动，促气运行，手法平补平泻，针力适中，突出'调'。三痹之中，以湿难治，缠绵反复，病程较长，易从寒化，又易从热化。"

手法、针力尤为重要，太过与不及，患者皆感不适。所谓"轻"，即医者进针速度快而轻，捻针时速度要慢，角度不宜过大，每次捻针以180°为宜，力量柔和稳健，捻针时间在30秒左右，不留针。患者针感很轻，似有似无，或虽稍有酸胀感但觉舒适，即使畏针之患者，亦无痛苦之忧。"重"，指进针时边提插边捻转。捻针时速度稍快，角度较大，每次捻针的角度在240°～360°，力量稍有加重，但要均匀，捻针时间在1分钟左右，可留针10～15分钟。患者针感稍强，主要穴位的酸、胀、麻要沿经放射。在捻针时患者稍有痛苦，但完全可以接受。即使畏针患者，只要配合妥当，亦可接受。"中"，指进针的速度要适中，捻针的角度在180°～240°，针力要根据病证及患者的接受能力而决定。痛轻者，针力宜轻；痛重者，针力可稍有加强。贺氏治疗痹证以风池、中脘、胃俞、足三里为基本穴，行痹加外关、血海，痛痹加大椎、命门，着痹加复溜、三阳络，上肢加肩髃、曲池、合谷，下肢加环跳、阳陵泉、绝骨。

2. 气之病"实者责肝"

贺氏认为气之病与情志密切相关，而肝之疏泄条达正常与否，常是影响气病病机的一个重要因素。如肝气郁结则气滞不行，不仅出现胁痛苦满的肝脏疾病，而且能横逆脾胃，出现纳少胃呆、胁胀、腹痛、嗳气、口苦等肝胃不和、肝脾失调的症状。肝郁生热化火，侮肺则肃降失司，肺阴受损，出现口苦咽干，阵咳无痰或咳痰带血、胸满胁胀等肝火伐金的症状。肝肾同源，又可出现头眩目干、腰膝酸软、两颧嫩红、咽喉干痛等肝肾阴虚的症状。母伤子脏，肝火乘心则使心神受扰，出现心烦狂躁、神昏谵语、寐差多梦、口苦胁满等肝心火盛的症状。而肝气郁结时，最易化火，故五志化火，皆归于心而源于肝。如贺氏认为鼓胀（亦名单腹胀）是气郁伤肝而致。脾虚失运，腹胀不能食仅是兼症，而肝郁气滞，心下如盘，触之不硬不痛，但自感阵发性隐痛，心烦易躁才是主症，治肝乃为治本，治法为泻肝郁、破气滞、补脾阳、理中气。取肝经期门、太冲用泻法以解肝郁；取三焦经支沟、胆经阳陵泉用平补平泻法以理气破滞；取脾经章门、太白用补法以振中阳；取胃经足三里用平补平泻法以理中气。郁散滞破，脾气舒展，其病则愈。

如治疗中风前兆。此病在中风即发之际，患者头晕胀痛，目眩头痛不敢摇动，肢体麻木，足软不能履地，心虽明但言不达意，两脉弦数，舌质稍红而苔厚。此为阴虚阳亢之证，标病位在肝，本病位在肾。《灵枢·终始》云："阴虚阳盛，先补其阴，后泻其阳而和之。"贺氏认为，标本缓急的根本治法应是急则治标、缓则治本。本病阴虚是本、阳亢是标，若用先补后泻之法，岂不助标而更伤其本？故贺氏根据针灸治法的特点，用先泻后补法，首泻肝阳上亢之气，后补肾虚之阴。取百会、太阳、行间用泻法。其中百会、太阳针后放血约0.5mL（神昏肢软失控者为重症，可加刺十二井穴放血），再取涌泉、复溜用补法，后取曲池、

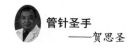

管针圣手
——贺思圣

环跳用平补平泻法以通理气机。

三、谈穴位

（一）特定穴及其临床应用

针灸学中还有一些特定穴，如八会穴是人体的脏、腑、气、血、筋、骨、脉、髓在十四经腧穴中独特会聚之点，可以通过会穴来调节脏、腑、气、血、筋、骨、脉、髓之功能。临床上，八会穴相互之间的配合也属于辨证取穴法。这八个会穴是：

1. 脉会太渊

太渊是脉之会穴，又是肺经的原穴。肺朝百脉，寸口脉为脉之大会，而太渊穴位于寸口脉附近，故凡属脉络之症多取太渊，如无脉症、全身脉络胀痛、静脉炎等症。

2. 髓会绝骨

绝骨是髓之会穴，在胆经上。《灵枢·经脉》认为，胆主骨所生病，肾主骨，骨生髓，所以对于肾气不足、髓海空虚、腰酸腿软、精神不振，或肾虚遗精阳痿、足跟痛等症，临床选用绝骨，均有一定效果。

3. 筋会阳陵泉

阳陵泉是筋之会穴，又是胆经的合穴。肝主筋，肝与胆合，肝胆相为表里，故胆经穴多用来治肝经之病。筋会阳陵泉，为治全身筋脉之重点穴，对肢体的拘挛抽搐、疼痛、瘫痪、痿痹等症，有一定效果。

4. 骨会大杼

大杼穴是骨之会穴，肾与膀胱相表里，肾主骨。大杼虽然居于膀胱经脉之上，但又是骨的精气聚会部位。所以用大杼治疗有关骨质的疾病，如颈椎骨质增生、腰椎骨质增生、周身关节疼痛等症，有一定效果。

5. 气会膻中

膻中位于任脉之上，是气的会穴，又称"膻中为上气海"。膻中有调气作用：对于气实气闭者，可以运气、降气；对于气虚气短者，可以补气、益气。故可用于心脏病、胸痛、胸闷、乳少、喘息等症。

6. 血会膈俞

膈俞在膀胱经脉上，位于心俞之下、肝俞之上（心生血，肝藏血），有很好的调血作用。血虚者，可以用膈俞补血；血瘀者，可以用膈俞行血化瘀；血液妄行者，可以用膈俞止血（如咯血、吐血、衄血）。

7. 腑会中脘

中脘是六腑之会穴，在任脉线上，又是胃之募穴。胃是水谷之海，生化之源。对胃腑导致的疾病，如胃部疼痛、呕吐、消化不良、大便泄泻、痢疾等病证，均有一定效果。

8. 脏会章门

章门是肝经之腧穴，脾之募穴，五脏之会穴。脾主中州，散精四脏。当肝木亢盛出现胁痛、腹胀，或因脾虚导致大便泄泻、消化不良，或因肾虚出现腰部酸痛等症时，均可取章门穴治疗。

（二）对穴及其临床应用

为了方便记忆，贺老将其父亲及自己临床常用且行之有效的穴位组成对穴，方便临床应用与记忆。

1. 曲池、合谷

临床应用：二穴施用泻法，主治热邪蕴积阳明经而致的头痛、头昏、目赤肿痛、咽红肿痛、龈肿齿痛、痄腮颊肿。

注评：曲池穴位在肘外辅骨肘骨之中，是手阳明大肠经的合穴，上通下达，走而不守，善于传导，疏通气血。曲池与合谷相

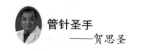
配，以合谷之清，载曲池之走，上升循于头面，有散热祛风、清窍止痛的作用。

2. 肩髃、曲池

临床应用：①二穴皆用平补平泻法，主治风寒湿邪侵经伤络而致的肩臂疼痛、肌肉痉挛、上肢风瘫。②二穴皆用补法或随法，主治经络气血失养而致的肩臂麻木、肌痿筋缓、上肢不遂。

注评：①手阳明大肠经和阳跷脉（此经功能主持机体的运动）在肩部，其相交之处是肩髃穴。故该穴有疏通手阳明大肠经和阳跷脉的作用，主治各种原因而致的风瘫、风痿、风病、半身不遂、肩周炎、臂痛无力、背痛挛急、风热瘾疹等。②寒为阴邪，易伤人阳气，而大肠经属阳主气，所以肩髃穴用平补平泻之法，以助阳益气、疏通经络、调和气血、祛邪外出；再佐以走而不守、善于传导、疏通气血的曲池穴，以加强疏风散寒、通经止痛的作用。重在治疗上肢的风瘫、肌紧筋挛、肩背痛等症。本组穴用补法或随法，可以助阳制阴、益气养血、活络生肌，主治经络气血失养而致诸症。

3. 环跳、阳陵泉

临床应用：①二穴皆用泻法或迎法，主治肝胆热盛而致的头昏目眩、偏头痛、胸肋疼痛等症。②二穴皆用平补平泻法，主治风寒湿邪而致的腰痛不能转侧、下肢挛症、筋缩挛急。③二穴皆用补法或随法，主治气血失养而致的下肢麻木、瘫痪等。

注评：①环跳穴是足少阳、足太阳经交会穴，为足少阳胆经目外眦部的支脉与缺盆部直行的脉在髋关节的会合点，亦是胆经循行下肢的起点，是本经的循行枢纽，能够承上启下，调节胆经的经气循环，具有疏通经络、宣散风寒湿邪、理气调血的作用。既可治疗头面部、胸肋部的病证，又善治下肢的各种疾患。再配以筋骨会穴阳陵泉，上述作用则更加显著。②肝胆怒盛，必伤肝阴，阴虚阳亢，上扰头部则头昏目眩、偏头痛，若聚扰胸肋则胸肋疼痛。故二穴用泻法或迎法，可清泄肝胆郁热。风寒湿邪侵经伤络，经气凝积不通，则见疼痛拘急等症。二穴用平补平泻法，助阳制阴，祛风散寒，疏通经络，通则痛止。气血失养者，多因虚亏所致，二穴用补法或随法以振阳兴阴，达到气血双补之目的。

4. 肩髃、环跳

临床应用：①二穴均施用平补平泻法，主治风寒湿邪所致各种痹证疼痛、肢节红肿灼痛、肌筋挛急收缩等实证。②二穴均施用补法或随法，主治气血双亏所致的四肢麻木、肌筋松弛无力、半身不遂等虚证。

注评：肩髃是手阳明大肠经和阳跷脉的交会穴，有疏通两经外邪、养益两经气血的作用，主治上肢病证。环跳是足少阳胆经和太阳膀胱经的交会穴，不仅善治胆经病证，而且有理气治血的作用（因膀胱经主气化），主治下肢病证。二穴相配，上下呼应，其散风祛寒湿、疏筋通经络、养血通筋骨之效力甚为显著。

5. 曲池、阳陵泉

临床应用：①二穴施用平补平泻法，主治风寒湿邪所致的各种痹证疼痛、关节肿痛、肌筋挛急。②二穴均用补法或随法，主治气血双亏所致的痹证、半身不遂、四肢无力等虚证。

注评：曲池居于肘内，善行不守，理气活血的作用较强，而且清轻走表（因与肺经相表里），有发散之力；阳陵泉位在膝下，是筋的会穴，善通经络，泻肝利胆，有宣通下降的功用。二穴相合，上下呼应，治疗风寒湿痹及疏通气血、濡肌养筋的作用较强。另则二穴用泻法，还可清泄肝肺之热，有助于柔肝润肺、化痰止咳。本组穴与肩髃、环跳穴并用，可增其效，而且可做健身之穴，助气血经络通顺。

6. 阳陵泉、足三里

临床应用：①二穴均用泻法，主治肝胃不和而致的胸肋胀

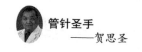
痛、恶心欲吐、不知饥饿、食后胃满胀闷、口苦苔厚。②二穴均施用补法，主治风寒湿邪而致的下肢痹证、膝肿热痛，以及气血双亏而致的下肢痿证、下肢麻木。

注评：①肝的疏泄可助脾运化，胆藏精汁可助胃受纳，肝气郁结、胆经郁热则伤脾胃，造成肝胃不和；脾虚不运，水湿停聚中焦，胃阴不足，虚热内蕴，湿热相兼，浊气不化，逆犯肝胆，也可造成肝胃不和。阳陵泉穴用泻法，有清泄肝胆郁热之功；足三里虽能助脾运益气，但湿浊聚结，非运化可去，故足三里不用补法，而用泻法以导胃中之浊，通胃之阳，使清阳升、浊阴降。二穴相配，调理肝胃。②阳陵泉是筋的会穴，有搜风祛湿、理血养筋的作用；足三里有益脾健胃之功。二穴皆属阳经，用补法以振阳益气、养血舒筋、散风祛湿。

7. 合谷、足三里

临床应用：①二穴均施用补法，主治脾阳虚陷而致的胃脘隐痛、腹胀肠鸣、小腹坠痛、纳食不畅。②二穴均施用泻法，主治中焦湿热而致的胃满胀痛、嘈杂不舒、呕恶厌食、食入不化、口渴但不欲饮水、大便黏稠、肛门有灼热感。

注评：此二穴都属阳明，一手一足，上下相应，肠胃并调。合谷是手阳明大肠经的原穴，能升能降，能宣能通；足三里是足阳明胃经的合穴，善治脾胃，助运化浊。二穴相配用补法，可助阳益脾、理气升清；用泻法，可助运通阳、和胃降浊。

8. 中脘、足三里

临床应用：①二穴均施用补法，主治脾虚胃弱而致胃脘隐痛、腹胀肠鸣、嗳气纳差、困倦乏力。②中脘用泻法，足三里用补法，主治寒侵中焦而致胃痛拘急、腹肌痉挛、口吐痰涎、腹泻肠鸣。③中脘用补法，足三里用泻法，主治暑湿浊秽困阻脾胃而致的胃腹满闷、恶心呕吐、腹泻便溏、口腻苔厚。

注评：①李东垣曰："胃虚而致太阳无所禀者，于足阳明募穴中引导之。"此穴即是中脘。中脘位在脐上 4 寸，属于任脉，是胃的募穴（八会穴之一，腑会中脘），是足阳明胃经、手太阳小肠经、手少阳三焦经、任脉的交会穴，主治一切胃腑病证，胃痛、呕吐、吞酸、腹胀、泄泻。本穴施用补法可助阳运化、补益胃气，再取足三里辅之，以增强健脾升阳之效。②寒邪侵胃，气血凝滞，经络不通，造成胃寒实证。中脘施用泻法以宣散气血，祛寒通经。足三里用补法以温阳健脾。二穴相配，以达健脾和胃、祛寒止痛之功。③脾性喜燥恶湿，若暑湿浊秽团聚中焦，清阳不升，浊阴不降，脾虚不运，则燥性必然不足。所以中脘用补法以补气生燥，健脾运化，升提清阳。而足三里用泻法，以降泻胃之浊阴，助生燥气，一补一泻，水湿得运，浊气得化，阳升阴降，以达脾胃调和之目的。

9. 劳宫、足三里

临床应用：二穴均施用泻法，主治气郁心脾而致的心烦燥热、胸闷气憋、两胁刺痛、口苦咽干、呕恶干哕、痰黄黏稠等症。

注评：手厥阴心包经上与心肺、中与脾胃、下与肝肾都有经脉相通。劳宫穴是手厥阴心包经的荥穴，其性情善降，功能清痰疏气、化滞降浊逆、开七情郁结，尤其擅长清除胸腹心经之热，有一定的安神镇静作用。劳宫穴施用泻法，清上焦心经之热；配足三里施用泻法，导撤胃腑之热，使心胃两清，理气解郁，清热化痰。

10. 足三里、内庭

临床应用：①足三里施用补法，内庭施用泻法，主治肠胃蠕动缓慢而致的腹满胃胀、小腹胀痛、纳食无味。②足三里施用泻法，内庭施用补法，主治肠胃蠕动亢进而致的胃腹空痛、多食善饥、肠鸣、心烦易躁等。

注评：内庭穴位在足大趾、次趾外间陷中，是足阳明胃经的

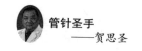
荥穴，有调节本经络气循行的盛衰，保持经络内在阴阳相对平衡的作用。内庭穴善治胃腑病变，与足三里相配，有健脾和胃、疏通肠道的功效。凡因脾虚胃弱而致胃肠蠕动缓慢者，内庭穴施用泻法，开闸输放经气以作用于脾胃；配足三里施用补法，以健脾益胃。凡因脾燥阴损而致胃肠蠕动亢进者，内庭穴施用补法，关闸控制经气输送；配足三里用泻法，泻过燥之脾阳，以达益脾健胃养阴之功。

11. 丰隆、阳陵泉

临床应用：①二穴均施用补法，主治脾虚胃弱、水湿不运而致的喉间多痰、肠燥便秘。②二穴均施用泻法，主治肝胆热盛、痰迷心窍而致的癫狂等神志疾病。

注评：①丰隆为足阳明经络穴，在外踝上8寸，是足阳明胃经联络足太阴脾经的交会点，可以作用于脾胃二经，调节脾病虚实。脾虚胃弱，水湿不化，停聚在胸部则为痰。丰隆可健脾祛湿，有化痰之功，是治痰主穴。②便秘是脾虚胃弱、肠燥津伤的主要病变表现之一，针刺丰隆以健脾育阴，有通便之力，是通便主穴。阳陵泉是足少阳胆经的合穴，有疏肝益胃的作用。二穴相配，施用补法，以调补脾胃虚实、祛湿化痰。③若肝胆郁热，热与痰结，痰随热邪上逆攻心，闭其心窍，引动心火，伤其心阴，扰其心神，则见神志失常的癫狂证。二穴施用泻法，可清除肝胆热邪、化痰开窍。

12. 阴陵泉、阳陵泉

临床应用：阳陵泉施用泻法、阴陵泉施用补法，主治肝郁脾伤而致的胸肋胀痛或刺痛、食后胃满腹胀、精神倦怠、短气心烦、羸瘦无力。

注评：阳陵泉是足少阳胆经的合穴，与肝相表里。肝体阴而用阳，其性主动主升，喜条达疏泄，恶抑郁。情志刺激，疏泄失常，肝气郁结，化热伤阴，肝阴不足则肝阳易亢，故肝之病多因气，治肝须理气。阴陵泉是足太阴脾经的合穴。脾病多表现为阳虚失运，水谷不清，中阳下陷，气血两虚，故脾脏体阴而用阳，治脾须补气，肝病伤脾，脾病损肝，相互影响。泻阳陵泉以平肝理气，补阴陵泉以养阴健脾，肝脾调和，疏泄正常，运化健旺，疾病可除。

13. 曲池、三阴交

临床应用：曲池用泻法，三阴交用补法，主治血热而致的月经不调、带下黄黏、关节肿痛、腰痛痹证。

注评：①血热内容有二：一是指邪热侵入血分的病机；二是指素体内热或阴虚阳盛，或喜食辛辣食物，或过服暖宫药物而致热与血结。本文即指后者。②曲池是手阳明大肠经的合穴，其性走而不守，擅长通导，补之可助阳通经，泻之有清热搜风之力。三阴交属足太阴脾经，为三条阴经的会穴，是调节肝、脾、肾的枢纽，用补法能滋阴和血。二穴相配，对于血热而致的月经不调、关节肿痛等症有清热和血、搜风祛湿之功。此外，二穴相配，治疗荨麻疹也有一定的效果。

14. 足三里、三阴交

临床应用：①二穴均施用补法，主治脾虚胃弱而致胃满腹胀、食入不化、少腹坠痛、腹泻倦怠、羸瘦无力。②足三里用泻法，三阴交用补法，主治脾燥胃热而致的唇干口臭、胃中嘈杂、呕恶烧心。

注评：①足三里是胃经穴，三阴交是脾经穴，二穴相合，阴阳相配，表里互济，调理脾胃。②脾虚胃弱者，足三里用补法能升阳益胃，三阴交用补法可滋阴健脾。此为治脾虚胃弱之大法。③脾燥胃热者，足三里用泻法以平潜脾脏的阳亢，清除胃中浊热。三阴交仍用补法，以养阴健脾，一泻一补，脾胃功能自复。

15. 合谷、三阴交

临床应用：①合谷用泻法，三阴交用补法，主治阴血亏损而

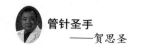
致的胎动不安、淋漓不止。②合谷用补法，三阴交用泻法，主治气虚血瘀而致的经迟经闭、腹中血瘀积聚有块、胞衣不下。

注评：①妇人胎孕，全赖母体精血濡养，用阳而伤阴，使阳气偏亢，阴血偏亏。健康之女得水谷精微以补之，脏腑功能调和，经络气血通畅，胎孕足月而下。若素日各种因素所致阴血亏损，虽得水谷精微，但补不胜损，胎孕失其精血正常濡养，故不能全其形体而早下。三阴交为三条阴经之会，能温补滋润，故用补法以补阴养血。合谷为手阳明经的原穴，善于宣上导下，调和内外，故用泻法以投气潜阳。二穴相配，使阳气不亢，阴血不衰，相对平调而胎孕可保。②气为血帅、血为气母，血行全靠气的推动。若气虚阳损，动力不足，则血行不畅易于瘀阻。尤其妇人以血为本，用阳而伤阴。所以合谷用补法以兴阳益气，三阴交用泻法以衰阴而通瘀，一补一泻，气血平和。由于二穴相配，善于通瘀，其力以下，有坠胎之力，所以孕妇禁用；再者阴血当补不当泻，治疗应辨证施用。

16. 内关、三阴交

临床应用：①内关施用泻法，三阴交施用补法，主治心肾不交，心火独亢而致的头晕目眩、燥热心烦、寐差健忘、腰疼腿软、梦遗失精。②内关施用补法，三阴交施用泻法，主治心肾不交，阴气不足而致的心慌心悸、阵发性心动过速、气短喘息、形寒肢冷。

注评：①心居上焦，主血脉，藏心神，其性善动属阳；肾居下焦，通水道，藏肾精，其性宜静属阴。心阳下降以温暖肾阴，肾阴上济以滋养心阳，上下相交，动静结合，阴阳平调，此为"心肾相交"。②肾阴不足，不能上济以滋养心阳，阳无所附而独亢，心神被扰；或阳气不足，气不化水，水气内停，逆而上犯，扰散心神，耗损心阳，二者皆为"心肾不交"。但是前者重在心火独亢，后者乃是阳气虚衰，病机并不相同，因此治法亦不同。

心火独亢者，泻内关以清心胸之热、理血安神；补三阴交益助肝肾之阴，使水火互济，心肾相交。阳气虚衰者，补内关以益三焦之气，助心肾之阳，安镇心神，促水下行；泻三阴交以通调水道，促水邪外出。

17. 大椎、内关

临床应用：二穴均施用补法，主治三焦气化失调而致的心悸烦乱、虚喘多痰、尿少水肿。

注评：人一身之水液代谢，依靠上焦肺的通调水道、中焦脾的运化水湿、下焦肾气的开阖，此为"三焦气化"，其动力来源于全身之阳气。若阳虚气衰，三焦气化失职，水道不通，水湿不运，水邪不除，聚而成灾：停于上焦犯肺，则气机逆乱而喘；攻心则心神被扰，心悸烦乱；困于中焦脾胃，则满闷呕恶；积于下焦，则尿少癃闭；充盈肌腠之间，则水肿。若利水消肿、安神平喘，须补气助阳以促三焦气化。大椎为手足三阳经与督脉的会穴，主一身之纯阳；内关为手厥阴心包经之穴，联络三焦。故二穴均用补法，以振全身之阳，促三焦气化。气行则水行，水道通，水邪去，病自除。

18. 内关、神门

临床应用：二穴均施用平补平泻法，主治五脏气乱扰于心而致的心悸心慌、失眠梦多、健忘忆差、神情痴呆、躁狂烦乱。

注评：心主神明。心气、心阳旺盛，心血、心阴充足，心神安宁，营卫平调，则人的精力充沛，意识聪敏，思维清楚。若心气、心阳虚衰，或心血、心阴亏损，则营卫失调，营气不能养内，卫气不能濡外，清阳下陷，浊气上逆，心神被扰，则表现出"五脏气乱"的神志病证。《灵枢·五乱》述："气在于心者，取之手少阴心主之输。"此穴即指神门，手少阴经所注为"输"。神门为心经的原穴，有清窍醒志、补心安神之效，配以内关以加强补心之力，而且通调三焦，促全身气化。手法宜用平补平泻，引

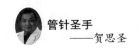
导营卫往来贯注，清阳得升，浊阴得降，气血调和，心神内守，阴阳平衡。这种调理之法对治疗神志疾患，如神经衰弱症、神经官能症、精神分裂症等都有较好的疗效。

19. 合谷、太冲

临床应用：二穴均施用泻法，主治气滞血瘀而致的胃腹胀满不思食、胸肋郁闷时隐痛、神志抑郁喜舒气、寐差倦怠身无力。

注评：肝藏血，主疏泄条达。若疏泄失职不能条达，则气易郁滞，血行全靠气行，气滞则血行不畅而易瘀。气滞血瘀，经络不通，脾胃功能受损，所以表现上述症状。合谷属手阳明大肠经，太冲属足厥阴肝经所注为"输"，二穴都是经脉中的原穴。合谷属阳主气，走而不守，善于通调上下内外。太冲属阴主血，补之可滋阴养血，泻之可清除肝热、疏理肝气。故二穴均施用泻法，以行气通滞、活血散瘀。气通畅，瘀血散，则脾胃功能自复。

20. 曲池、委中

临床应用：二穴均施用补法，主治风寒湿邪所致的各种痹证。

注评：①痹证是风、寒、湿之邪侵袭经络，气血郁滞不通而致的以疼痛为主的病证。风邪胜者为行痹，风邪善行，其痛无定处；寒邪胜者为痛痹，寒性凝结，痛点不移；湿邪胜者为着痹，湿性黏着，痛而沉困。②针灸治病，仅以经络循行，所属脏腑的功能，选用经气汇聚，有特殊治疗作用的穴位，通过手法的施用，以达祛邪目的。曲池是手阳明大肠经的合穴，委中是足太阳膀胱经的合穴，二穴皆主气属阳。曲池善走，委中善行，都有上通下达、调和内外、搜风散寒、理气活血的作用。③治疗痹证，常用平补平泻的手法以疏导经络、散风祛寒。唯此二穴，宜施用补法（也可施用平补平泻法）以增强助阳扶正之气、祛邪外出之功。二穴相配，上下呼应，搜风散寒祛湿，通经活络止痛。

21. 曲泽、委中

临床应用：二穴均施用泻法或迎法，主治暑热秽浊积聚三焦而致的胸闷心烦、胃满呕恶、头晕乏力、腹泻，甚至神昏不识人。

注评：暑为热邪的一种，有明显的季节性，发于夏季，并兼湿邪，由外受而致。再者夏季炎热，人亦贪食生冷，易伤脾胃之阳，脾虚失运，湿邪不化，与暑热相兼化成秽浊之毒。侵上焦伤心，则胸闷心烦，重症神昏；侵中焦脾胃，清阳下陷，浊阴上逆则胃满呕恶；侵下焦肠道，传导失职，清浊不分，则腹痛腹泻。治疗此症，必清暑湿之邪、解浊秽之毒、理三焦气化，使清阳得升，浊阴下降，阴阳相接，脏腑调和。曲泽是手厥阴心包经所入为"合"，有清心热、开神窍、安心神之功，同时与手少阳三焦经互为表里，有清三焦之诸邪，助促气化之效；委中是足太阳膀胱经的原穴，善于传导，上通下达，属阳之气，与曲泽相配，加强祛邪之力，以解暑祛湿秽之毒、清热理三焦之气化。二穴点刺放血，可使瘀血浊秽直泻出体外，浊血即去，新血即生，其效加倍。

22. 中脘、胃俞

临床应用：二穴主治脾胃疾患。施用泻法，治其寒热之实证；施用补法，治其虚证；施用平补平泻法，治其气滞之虚实交错证。

注评：①中脘属任脉，是胃腑的募穴。胃俞属足太阳膀胱经，是胃腑的背俞穴。二穴相配，称为"俞募配穴"，有健脾助运、和胃化食、补益气血的作用，主治脾胃的一切寒热虚实之证。②所谓虚实，是依据病邪与正气的对比及脏腑功能的盛与衰相对而言的，尤其脾胃疾患，没有绝对的虚实之证，临床需辨证论治。

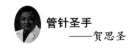

23. 中脘、气海

临床应用：二穴均施用补法（或加用灸法），主治脾胃虚寒而致的饮食不进、食入不化、膨闷胀满，甚至食后呕吐。

注评：中脘穴为六腑之会，善治脾胃之疾。气海属任脉，在脐下 1.5 寸处，用补法，一助肾的纳气，二助肺的降气，三助胃的益气，是人身强壮穴之一，有"气血之会""呼吸之根""藏精之所""生气之海"等誉称。二穴相配，可以和胃气、化寒滞、消膨胀、止呕吐，使清阳得升、浊阴得降。对于脾胃虚寒者，针后加灸法，可加强补益之力。

24. 气海、天枢

临床应用：二穴均施用补法，主治气虚而致的食后不化、肠鸣腹泻、少腹胀满、小便不利、虚性喘息。

注评：气不仅是营养人体的重要物质（如营气、卫气等），也是人体功能活动的动力（如元气、中气、肺气等）。气充足旺盛，则五脏六腑安康，保持正常的生命活动。若气虚，功能不足，则五脏六腑易发生病理改变。气海有补气之功，施用补法可益脏补气，温补下元，助肾气，振肾阳，有如釜底添薪，能蒸发一身的精微水液，化气上腾而布于周身，濡养肌体脏腑、筋骨皮肉。天枢是大肠的募穴，能够分理水谷，清导肠内一切浊滞以利运行，而不伤大肠之气阴。二穴相配，对于气虚而致的食后不化、肠鸣腹泻、小腹胀满等症，则有健脾益肾、和胃消胀的良好效果。二穴相配，对于气虚喘息、小便不利，也有较好的疗效。

25. 风市、阴市

临床应用：①二穴均施用补法，主治气血双亏而致的肌麻无力、半身不遂等虚证。②二穴均施用泻法，主治风邪伤络而致的筋骨屈伸不利、下肢痹证等实证。

注评：风市属足少阳胆经，阴市属足阳明胃经。二穴相配，施用补法，可兴助阳气、调肝胆、理脾胃、补气养血、疏通经络；施用泻法，能舒筋散风、活络行血、祛邪止痛。

26. 水沟、风府

临床应用：水沟施用补法，风府施用泻法，主治外感风邪而致的舌强难言、口吐涎不止、口噤不开。

注评：人体经络循行，肾经夹舌本、脾经脉络散舌下、心之别络亦系舌本，故风邪侵犯此三条经脉，气血不调，气滞血瘀，则使舌体失其灵活。又因诸阳经的循行，都有脉络入颌颊夹于口，若诸阳经为风寒所侵，经脉拘急不通，气血凝滞不畅，则见口噤不开。水沟及风府都属督脉，有助行气之效。风府又是督脉、阳维脉的交会穴，能散一身之风邪；水沟是督脉与手、足阳明经的交会穴，有助阳之力。补水沟以开关解噤，通阳安神，泻风府以搜舌本之风，舒诸阳之经，凡一切卒中急症、牙关不开、人事不省者，施用上法则关窍即开、神志苏醒。其他如口眼歪斜、偏枯不遂等症，虽有中经、中络之别，然异流同源，皆可应用。

27. 鱼际、太溪

临床应用：鱼际施用泻法，太溪施用补法，主治肺肾阴虚而致的咳嗽不止、痰中带血而日轻夜重、午后潮热、心烦盗汗、腰痛遗精。

注评：①李东垣述："胃气下溜，五脏气皆乱……气在于肺者，取之手太阴荥，足少阴输。"手太阴荥即鱼际，足少阴输即太溪穴。他用此二穴治疗肺气逆乱、喘促不安，并清导脾肾湿热，以防攻伐肾气。②肾主一身之水，补益肾阴对肺阴则有益助作用；清除肺经虚火，可润肺救燥，同时也可补益肾阴。鱼际是手太阴肺经的荥穴，是经气循经之处，用泻法可清泄肺中之热；太溪是足少阴肾经的输穴、原穴，用补法可益肾阴、助肾气。二穴相配，一泻一补，对肺肾阴虚证有益阴清热、润肺救燥之疗效。

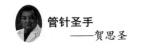
28. 天柱、大杼

临床应用：①二穴均施用平补平泻法，主治气机逆乱而致的头晕目眩、耳鸣健忘。②二穴均施用补法，主治外感风寒而致的头项强痛、脊背酸楚。

注评：①李东垣述："气乱于头，取之天柱、大杼……不补不泻，以导气而已。"天柱、大杼二穴属足太阳膀胱经，膀胱经统周身之阳，主气化，五脏六腑的俞穴都属其经。大杼为八会穴之骨会，手足太阳经交会穴。二穴用平补平泻的手法，可调和气血、疏通气道，使清阳得升、浊阴下降，气乱而平。②风寒之邪客聚头项，气血凝滞，经脉不通。二穴施用补法，兴助本经阳气，祛风散寒，沟通经脉，气血畅行，则头项不痛。

29. 俞府、云门

临床应用：俞府施用补法，云门施用泻法，主治肺实肾虚而致的气短胸闷、喘息无力、咳嗽有痰、畏寒体乏。

注评：肺主气、肾纳气，肺司呼吸要靠肾的纳气。由于肾经循行与冲脉在气冲部相交，上贯肝膈，入肺中。若下元空虚，收纳失司，浊阴之气随冲脉上逆入胸，阻遏肺机，也促肃降失职。治疗本证只知治肺，给予宣散清利，病轻者可一时取效，病重者则不能收效，因肺部尚未得以清解，而浊气又已复上逆。故取足少阴肾经的俞府，施用补法，降冲逆之气，补肾气之源；再取手太阴肺经的云门，用泻法以开胸顺气、导痰理肺。二穴相配，标本兼治，补肾理肺，可止喘息。

30. 八髎、委中

临床应用：八髎施用平补平泻法，委中施用泻法，主治肝郁湿热而致的慢性盆腔炎。

注评：中医虽没有"盆腔炎"这一病名，但对其病因病证都有评述，认为病在肝脾。因肝脉循绕阴器，脾主运化水湿，同时膀胱气化失司，肾阴亏损而湿热蕴积于下焦也可导致本病。八髎、委中均属足太阳膀胱经，有益气化水之效。八髎用平补平泻法，以疏通经脉水道；委中用泻法，使湿热之邪下泄，以驱体外。

31. 魂门、魄户

临床应用：二穴均施用平补平泻法，主治失眠多梦、心悸怔忡、健忘意乱等症。

注评：人的思维意识正常表现，分属于五脏功能之中。心主血藏神，肺主气藏魄，气为血帅，血为气母，血充足则气旺盛，气畅行则血不阻，气血调和，心神安宁则寐实而梦息。肝主疏泄藏魂，疏泄正常，肝血充足则魂自附。若肝气旺，疏泄失调，化火上攻于心，心神被扰，或因肺气虚，魄力不足，以及肝血亏虚，魂失所养等因素而致气血不调，五脏失和，心神不守，魂魄不定，则见失眠多梦、心悸怔忡等症。魂门、魄户二穴均属膀胱经，用平补平泻法疏通经脉，调和五脏，养益营卫，使魂、魄、神各司其所，人的思维意识则聪敏健康。

（三）穴位的证候分类

为了临床辨证后易于取穴、配穴，贺老进一步将证候分为气、血、风、湿、寒、热、虚、实八类，现分述如下：

1. 气之类

大椎调和卫气；天柱理气，治气乱于头；肩井镇肝降逆气；巨骨开肺降逆气；天突降气；云门开胸、降逆、利气；俞府开胸，降冲气；中脘升清降浊，利气；气海助气；肩髃理肺舒气；曲池行气；合谷升气、降气、行气；三里升气、降气、调中气；复溜固阴收气；阳陵泉行气导浊；三阴交行气、降气；神门除心内郁结之气；膻中升脾气，降胃气；通谷理脏之乱气；天枢调胃肠之气。

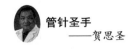
2. 血之类

三阴交通经行郁，清血、生血、凉血；太冲通经行郁，养血、凉血；委中清血；曲泉清血、凉血、养血；行间行郁，破血结；昆仑透太溪下血；曲池行血；交信调经血；间使、行间、血海调血；地机调经血；足三里清血、养血、行血、补血；隐白止血；膈俞统理全身之血；中极调经血，止崩漏；大椎散瘀血；上星止头部诸衄血。

3. 风之类

风府搜周身之风，尤治头风、外感风邪；风池治头风、外感风邪；风市治腰腿风；肩髃搜经络之风，主周身四肢；曲池搜周身风邪；百会治暴中风、头风；水沟治暴中风、头面风邪；八风治腿脚风邪；八邪治手臂风邪；环跳搜经络之风，主四肢；阳陵泉舒筋利节，搜四肢风；委中治腰腿风；三里搜四肢风；三阴交搜中风，主周身四肢；尺泽治四肢肿痛风邪；列缺搜麻痹风邪；少商治惊风、喉风及一切风邪；颊车、地仓理口噤、歪斜诸风邪；太冲治惊痫、筋痹风邪。

4. 湿之类

三里燥湿祛湿；下廉祛湿；上廉祛湿燥湿；三阴交化湿邪；委中利湿；昆仑行湿；太溪利湿；曲池行湿；内关利湿；阳陵泉降湿下行；阴市祛湿；复溜化湿；中脘化湿热寒；天枢通浊导湿；阴陵泉利湿；丰隆利寒湿；阴市祛湿。

5. 寒之类

中脘温中暖腑，治胃中寒极、腹中寒冷；气海治一切寒冷，温中下焦；关元温下焦，暖子宫；章门治脏寒；归来治下元寒冷寒疝；三里治胃寒，暖腹中寒冷；三阴交温中下焦，治血寒、一切寒冷；公孙理心腹寒；阴陵泉温中焦，理脾寒；隐白温脾，理中下焦之寒；曲泉理血寒、腹中寒痛；然谷温下元助肾火；列缺理肺寒；大椎发表寒；后溪发表寒；大敦暖下元，治寒疝（冬日刺深，夏日刺浅）；曲池行气血，理手臂寒冷；厉兑温下焦，治足寒如冷；百会为诸阳之首，理头寒。

6. 热之类

神门、通里、少府，俱泻心火；内关清心包，解胸中热；大陵清心胸热；劳宫清心膈热；尺泽、鱼际、肺俞俱清肺热；风门清肩背邪热；上星清头目鼻中热；百会清头部热；曲池清气血表里诸窍之热；合谷清气分及头面诸窍之热；支沟清三焦热；阳陵泉降肝胆热；太阳清头目热；大椎清表热；后溪清表热；三阴交清血热，平肝热；三里清胃热、腑热；上廉清胃肠热；丰隆清肠胃热及痰热；解溪清胃热；天枢治大肠热；上脘清心胃热；曲泽（三棱针）刺出血，清血、泻心、治暑热；委中（三棱针）刺出血，清血热及大肠、膀胱热；金津、玉液（三棱针）刺出血，退心胃热。

7. 虚之类

气海补气，益胃气；关元固下元，益精，补气血；章门补五脏，益气血；中脘益胃，补六腑；三里益胃，补气血；上廉、解溪俱益胃；三阴交补三阴，壮阳益精，生气血；阴陵泉滋阴，益气血，固精；地机补脾，益阴精；公孙补中，运脾阳；隐白补脾，益气升阳；涌泉补肾，益精滋阴；太溪益肾，振阳，滋阴；复溜补肾气，滋阴固精；曲泉养肝补血；太冲养肝血；太渊润肺；照海、水泉俱益肾阴；交信补肾滋阴；中极益精，补气血。

8. 实之类

神门、通里、少海俱泻心；然谷、太溪俱泻肾；中冲、劳宫、大陵、内关、曲泽俱泻心包络；肺俞、列缺、尺泽、少商俱泻肺；公孙、商丘俱泻脾；行间、太冲、蠡沟俱泻肝；阳陵泉泻胆，通大便；关冲、外关、支沟俱泻三焦；关元泻膀胱；天枢通肠，泻热，逐秽；中脘泻腑导浊；三里泻肺降浊；丰隆泻胃，排痰，通大便；上脘、巨阙、膻中俱泻胸膈；天突泻肺；照海、水泉俱通肠逐秽。

第三章
专病诊治

　　贺思圣教授从小熟读经典，因父亲与同道交好，有机会遍习各派，逐渐融会贯通，形成了贺氏管针的针刺补泻风格。贺思圣教授在临床诊治中，善于针药并用；临证时，治疗思路敏捷，方法灵活，针法灸法并用，在治疗消化系统疾病、中风及半身不遂、痹证、痿证、老年病、杂症等各种疑难杂症和顽固性疾病方面疗效显著。

一、胃痛

胃痛是由于胃气阻滞，胃络瘀阻，胃失所养，不通则痛导致的以上腹胃脘部发生疼痛为主症的一种脾胃肠病证。胃痛，又称"胃脘痛"，古典医籍中对本病的论述始见于《内经》。如《素问·六元正纪大论》谓："木郁之发……民病胃脘当心而痛，上支两胁，膈咽不痛，食饮不下。"《素问·至真要大论》也说："厥阴司天，风淫所胜，民病胃脘当心而痛。"说明胃痛与木气偏胜，肝胃失和有关。《素问·举痛论》还阐发了寒邪入侵，引起气血壅滞不通而作胃痛的机理。本病证以胃脘部疼痛为主症，西医学中的急性胃炎、慢性胃炎、消化性溃疡、胃痉挛、胃黏膜脱垂症、胃扭转、胃神经官能症等疾病均可参考本病论治。贺老在临床上除了擅长治疗慢性胃炎、消化性溃疡外，还运用针灸治疗胃黏膜脱垂、胃扭转等疑难杂病。

（一）慢性胃炎

慢性胃炎系指由于胃黏膜的病理改变而致以胃脘腹部疼痛为主要症状的慢性全身性疾病。其发病率在消化系统疾病中占有很高的比例，据其病理可分为浅表性、肥厚性、萎缩性三型，在中医学论证中则属于"胃脘痛""胃痞""嘈杂"等范围。病之因，有饮食不节而致者，有素日脾虚胃弱者，有肝郁气滞而伤脾胃者。虽病因各异，然气滞血瘀却为各因中的相同病机，只不过形成的过程不同，胃痛的表现不一罢了。所以本病治法虽不相同，但都需有行气活血之法以佐之。本病一般病程较长，病情易反复发作。

1. 病因病机

胃的主要功能是受纳和腐熟水谷，其生理特点以下降为顺。

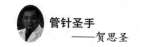

胃和脾相互为表里，脾主运化水谷，其生理特点以升清为宜。胃中消化好的水谷精微，依靠脾的功能输送至全身，脾与胃共同主管人体消化功能，同时也受到肝之疏泄条达的制约。《素问·举痛论》说："寒气客于肠胃，厥逆上出，故痛而呕。"《素问·痹论》说："饮食自倍，肠胃乃伤。"《素问·六元正纪大论》中还说："土郁之发……民病心腹胀，肠鸣为数后，甚则心痛胁膜，呕吐霍乱……木郁之发……民病胃脘当心而痛，上支两胁，膈咽不通，食饮不下。"可见，外感于邪和饮食不节是引发慢性胃炎的重要原因，而肝脾功能失常是其基本病理。其病因变化，有虚实之分，明代张景岳在《景岳全书·心腹痛》中论胃痛的病因时指出："惟食滞、寒滞、气滞者最多，其有因虫、因火、因痰、因血者，皆能作痛，大多暴痛者多有前三证，渐痛者多有后四证。"因此他总其大要："因寒者常居八九，因热者惟一二。"在临床上，确实是这样。临床所见各类患者的病理表现，虽千头万绪，然常见者多有胃伤食滞、脾胃虚弱、肝胃不和等表现，故贺老在针灸选方时，将各种辨证大体分为这三类，方便记忆。

2. 分型论治

（1）胃伤食滞型

症状特点：腹部胀满，胃痛拒按；伴有嗳腐酸臭，恶心欲吐，心烦便秘。舌苔厚腻，脉数有力。

治疗：取穴上脘、中脘、下脘、通谷、天枢、足三里。手法：三脘穴用平补平泻法；通谷、天枢用泻法；足三里用泻法。

分析：本型多因饮食诱发，或暴饮暴食，或进食不易消化食物，或过食生冷而使胃气受损，食滞不化，困阻中焦，清阳不能升，浊阴不能降，营卫失调所致实证。治疗取穴首选三脘。因中脘穴是六腑之会，胃的募穴，上脘、下脘是任脉与足阳明胃经、手太阳小肠经、手少阳三焦经等诸经的交会之处。三脘穴相配，可治一切胃疾。如《针灸甲乙经》述："饮食不下，膈塞不通，邪在胃脘，在上脘则抑而下之，在下脘则散而去之。"因本型是胃气受伤，食滞不化，补之则助邪，泻之则伤正，所以手法采用平补平泻法，调补营卫，疏导浊气，通畅经络，助胃化食。通谷虽属足少阴肾经，但位置在胃脘之上，而肾的元阳有益助五脏功能之力，用补法可助肾的元阳，调和肾与脾胃间的联系；用泻法可祛脾胃之邪，有消食助送之功，故取通谷用泻法以加强三脘的作用。天枢是大肠的募穴，属足阳明胃经，有分理水谷、消导一切浊滞的功用，采用泻法以通肠送垢，调肠胃之气，使气得上下，清阳得升，浊阴下降，胃强食化，血脉和利则胃痛自缓。足三里是足阳明胃经的合穴，用泻法引胃气下行，降浊导滞，以达祛邪扶正的目的。

(2) 胃弱脾虚型

症状特点：胃痛隐隐，腹胀肠鸣，喜暖喜按，得温则痛缓；伴有呃逆嗳气，畏寒体倦，大便溏薄，日泻数次。舌苔白腻，脉细弦或弦细。

治疗：取穴中脘、天枢、神阙、胃俞、足三里、三阴交。手法：中脘、天枢、胃俞、足三里、三阴交均施补法。神阙用灸法，灸5~10分钟，患者以感满腹暖而舒、胃肠蠕运加强、治疗后有饥饿感为宜。

分析：本型为长期脾虚不得运化，胃弱腐熟失职，中气不足，升降失调所致的虚证。治疗宜健脾益胃，温中助运为主。只有振兴脾阳，才能发挥"后天之本"的作用，并使营卫和调，升降正常，经络畅通，改善脾虚胃弱的状态。故选用了几组直接补益脾胃的穴位，如中脘配胃俞、中脘配天枢、中脘配足三里、足三里配三阴交等，临床可针灸并用，其补益之力更大。脾的运化还需命门肾火的温煦，若肾虚命门火衰，也可导致本型病证。所以凡是脾肾两虚者，可加刺关元、命门等穴，施用补法。针后可灸5~10分钟，以达脾肾双补之效。

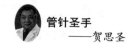
（3）肝胃不和型

症状特点：胃痛连涉胸胁，或感胀痛，或感刺痛，或感闷痛，吸气时疼痛明显，每逢情绪激动时疼痛加剧；伴有嗳气吞酸，口苦，食欲甚差。舌苔薄白或苔黄，脉弦。

治疗：取穴中脘、膻中、章门、期门、阳陵泉、足三里。手法：中脘、章门、足三里施用平补平泻法；膻中、阳陵泉、期门施用泻法。

分析：本型多由七情刺激，肝气郁结不舒所致。脾胃不虚者，多见胀痛或刺痛的实证；素日脾虚者，多见闷痛的虚证；而本型虚实交错出现，不易明显划分。因是肝气郁结，横逆脾胃，而使气机受阻，升降失调，气血紊乱，运化失司，所以治疗时应以疏肝理气、健脾和胃为主。只有疏理气机，使气机通畅无阻，才能健脾和胃，各司其职。在选穴上则以募穴为主，如胃的募穴中脘、脾的募穴章门、肝的募穴期门。募穴是脏腑在胸腹部经气汇聚的地方，针刺募穴重在调理经气。如期门穴配阳陵泉用泻法以疏达肝气、调理气机；中脘、章门配足三里用平补平泻法，调理脾胃，升清降浊。两者相合，即能疏肝健脾。再取气的会穴膻中，用泻法通导一切阻滞之气，使气得上下，以助诸穴之力，达疏肝健脾、理气和胃之功。

3. 讨论

西医学认为，慢性胃炎主要是因胃黏膜的病理改变而致的。胃黏膜是组成胃壁的最里面一层，面积比构成胃壁的其他各层要大得多。在胃排空时，黏膜呈现许多皱襞；而在胃膨胀时，皱襞消失。在正常情况下，胃黏膜皱襞有一定样型，全表面布满为数极多的胃小凹，在凹底布满腺体。这些腺体由主细胞和壁细胞构成。主细胞多而小，分泌胃蛋白酶；壁细胞少而大，分泌盐酸。胃壁有病变时，黏膜皱襞的正常样型及腺液（胃液）的分泌则发生改变，临床常见浅表型、肥厚型、萎缩型三型。

浅表性胃炎的病理改变主要是黏膜充血水肿，或伴有渗出物、糜烂、出血等，腺体一般正常。肥厚性胃炎的病理改变是因黏膜层间质内大量细胞浸润，上皮细胞过度增殖或腺体大量增生而致黏膜皱襞粗大肥厚。萎缩性胃炎的病理改变是黏膜皱襞平滑，黏膜层变薄，细胞浸润可涉及黏膜下层，腺体大部分消失。

这些论述在中医学的文献中是无法找到的，一则因历史及科学条件所限，再者理论体系也不一致，若把西医学对慢性胃炎的认识和中医学的脏腑经络学说结合为一体，实是牵强附会，但我们认为在某一个问题的论述方面也有比较接近的地方。如中医学肝的疏泄条达与脾胃的相互制约关系及七情因素的影响，就与西医学的大脑皮层对胃神经的调节，以及对胃体运动、胃液分泌的影响有相似之处。我们认为，运用中医学的脏腑经络学说，如脾主运化、主肌肉，脾胃相表里，肝主疏泄条达，肝脾相互制约，经络循行的相互络属等理论对指导治疗慢性胃炎是有一定帮助的。为此，我们根据针灸治疗的特点，将慢性胃炎暂分为胃伤食滞、脾虚胃弱、肝胃不和三型。通过临床验证，可以较好地消除症状，如胃痛、胃胀、嗳气、吐酸、食欲差、消化不良等症。通过分型辨证针刺治疗，都能在较短的时间内缓解或消除症状，同时对胃黏膜的恢复也有较好的效果。

消化系统与针刺之间的相互关系，还需进一步探讨。以上是贺老经验之谈，仅供参考。

（二）胃黏膜脱垂

胃黏膜脱垂是因胃窦部黏膜松弛，时而脱入幽门管所致。发病率迄今没有确切统计，多见于21～50岁的男性患者。

1. 生理病理

胃黏膜是组成胃壁的最里面一层，与肌层紧紧粘连，在黏膜层与肌层之间有疏松的结缔组织，称为黏膜下层。由于此层存

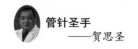
在，所以黏膜层能在肌层上滑动，完成进食后的膨胀、化食后的排空等消化任务。黏膜下层内含有供应黏膜的血管和淋巴管及黏膜下神经丛（迈斯乃尔神经丛），黏膜的炎症、水肿、充血也可在黏膜下层内扩散，引起胃窦部黏膜皱襞的肥大冗长，而导致胃窦部黏膜松弛易动，在强有力的胃蠕动推动下，滑入幽门管，造成胃黏膜脱垂症。

2. 症状特点

本病与胃及十二指肠球部溃疡、胃窦炎等病的症状相似或合并发生，但在临床表现上也具有一定的特点，与溃疡病、慢性胃炎病是不难鉴别的。①胃脘隐痛不具有周期性或节律性，并时有不规则的间歇加剧，进食后疼痛不减轻，有时反而加重。②胃脘疼痛时，伴有明显的反酸，使用碱性药品也不能缓解反酸及疼痛，疼痛时伴有呕吐、恶心。③体位的改变可以影响疼痛，如左侧卧位可使胃脘疼痛减轻，右侧卧位可使胃脘疼痛加重。④由于黏膜脱落，则易见突发性的上消化道出血症状。

3. 诊断依据

脱垂黏膜的多少和程度轻重是依靠X线上消化道钡餐检查而确诊的。临床一般分为三度。一度：少量脱落，仅见幽门管有条正常或较粗的黏膜皱襞，远端稍越过幽门环进入球底当中，在胃的强蠕动下则更为明显。二度：部分脱落，可见香蕈状阴影，香蕈的"头"在球底一侧，"蕈"在幽门管内，就如带蒂息肉脱入球内。三度：全部脱落，可见十二指肠球部呈多个半弧形充盈缺损，缺损在涂以钡餐后显示为黏膜皱襞，并与胃幽门在黏膜皱襞相连，幽门管增宽，充以黏膜皱襞，在胃窦舒张期和收缩期都存在，只是缺损大小稍有变化。

4. 治疗

取穴：上脘、中脘、下脘、太乙（右）、通谷（左）、幽门（左）、足三里、三阴交。

手法：上述穴除足三里、三阴交之外，其余诸穴均浅刺至真皮层。其中三脘穴用平补平泻法：针刺皮肤 2 分深，用"调气术"后，即施用"针体固定雀啄术"，频率较快，手法柔和，候气后术者感觉针体稍有紧涩，患者也稍有不明显的舒适的沉胀感，即用"平衡捻转术"，中等频率，力量均匀而柔和，待感针体由紧涩转为松弛，患者原来稍有的沉胀感觉也消失时，可酌情再重复上述手法，然后趁针体松弛时出针。太乙、通谷、幽门三穴用泻法：针刺皮肤 2 分深，暂捻以理气，即用"针体固定雀啄术"，频率中等，手法力量稍强，候气后术者感觉针体稍有紧涩，患者也稍有舒适而不明显的麻木沉胀的感觉，即用"左三右二捻转术"，角度要小，手法柔和，配合较慢频率的"针体固定雀啄术"，待针体由紧涩转为松弛，患者麻木沉胀感觉消失时，趁针体松弛之时出针。足三里穴施用平补平泻法。三阴交穴施用补法。

疗程：每日 1 次，10 次为 1 个疗程，共计 2 ~ 3 个疗程，疗程之间休息 3 日。

5. 讨论

中医学文献中没有"胃黏膜脱垂"这个病名，从症状看应属"胃脘病""反酸"等范畴。

中医学将胃体的蠕动、胃液的分泌、食物的消化和吸收，以及胃黏膜的病理改变（如水肿、炎证、充血等）归属到胃主受纳、脾主运化这一功能范畴之内。《素问·五脏别论》曰："水谷入口，则胃实而肠虚；食下，则肠实而胃虚。"胃实即指胃的进食膨胀，胃虚则指胃的消化排空，从胃实到胃虚，就是指胃体的蠕动。再如食物的消化吸收，营养人体方面，《素问·经脉别论》中述及"饮入于胃，游溢精气，上输于脾，脾气散精，上归于肺，通调水道，下输膀胱，水精四布，五经并行，合于四时，五脏阴阳揆度以为常也"以及"阴之所生，本在五味""脾胃者仓

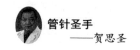
廪之官，五味出焉"等内容。因此，在改善胃黏膜及黏膜下层的病理表现，调节胃液的分泌，控制胃体的蠕动，加强消化吸收的功能，治疗黏膜脱垂时，首先考虑从脾主运化、胃主受纳这一环节入手。

脾完成正常的运化转输功能，除主要依靠脾胃阳气之外，与其他脏器亦有密切的关系，其中以肝的疏泄条达功能最为突出。疏泄条达是指七情与人体内气机的生理病理关系。情绪正常，气机通畅，肝气疏泄条达，肝胃处于平衡协调的状态。若七情异常刺激，肝气失于疏泄条达，郁结气滞，则易转为实证（化火阳亢）和虚证（伤阳损血），首先影响脾的运化功能，造成脾胃不调，肝胃不和。西医学认为，这是由于精神因素造成大脑皮层功能障碍，使迷走神经兴奋，交感神经抑制而处于不平衡的病理状态。中医学所论述肝的疏泄条达，实际上是西医学大脑皮层部分功能在人体的表现，其治疗意义就是指明我们治疗脾胃病不应忽视精神因素。在临床治疗本病时，加用疏肝泄热、和胃益阴之法，对止痛、解痉、制酸等可取得较好疗效。

与脾的运化转输功能有着密切联系的另一个因素是肾的命门作用，命门火不足则脾运必衰。因此，在治疗本病时，凡脾运较差且具有阳虚表现者，应辅以补肾助阳治疗，对于调节胃体蠕动，改善对食物的消化吸收有较好的疗效。

根据脾的运化、肝的疏泄、命门之火与本病发生密切相关这一认识选用上述穴位。穴解：①三脘（参看"慢性胃炎"一节）。②太乙：此穴在下脘穴旁开2寸，正在幽门窦部处，属足阳明胃经，主治脾胃病疾患。对幽门窦部有明显的镇痛解痉作用，所以做主穴。③通谷、幽门既是足少阴肾经穴，又是与冲脉相交的会穴。通谷位于上脘旁5分处，幽门位于通谷穴上1寸处，二穴均是足少阴肾经主治消化系统病证的主穴，可以振助肾经命火、助脾运化，又能辅助三脘调理脾胃。此外，二穴位置恰在幽门窦部疼痛所放射的部位，针之可解痉镇痛，所以此二穴也属主穴。④足三里、三阴交：足三里、三阴交分属足阳明胃经、足太阴脾经，此二穴同用，可调理脾胃、通经活络、扶正祛邪，是治疗胃脘部疾患的主穴。

为何选用浅刺真皮的手法？对于这一点的认识还不深刻，仅从感性经验中体验到。从内脏器官到皮毛肌肉，从大小血管到肾上腺髓质等，都分布着交感神经，而交感神经是非常易于传导扩散的，过度刺激则会有反作用，这就是首选用治疗肾炎、胃下垂等病的针刺手法治疗本病时，不但无效反而疼痛加重的原因。通过实践摸索，我们认为浅刺真皮，手法柔和，通过运动神经使良性刺激传导到大脑皮层，调节皮层功能，皮层又反作用于交感与副交感神经对胃功能活动的控制，使交感神经相对兴奋，副交感神经相对减弱以达平衡。再者，交感神经与运动神经的纤维往往混淆在一起，刺激运动神经，又会影响交感神经，直接作用于胃，改善胃黏膜血液、淋巴等营养，抑制胃迷走神经，达到镇痛止酸的目的。这个认识在中医学的文献中也是有一定依据的。如《素问·皮部论》述："凡十二经脉者，皮之部也，是故百病之始生也，必先于皮毛。邪中之则腠理开，开则入客于络脉，留而不去，传入于腑，禀于肠胃。"这就是说，经络传导是从皮毛开始，层层入里传递到脏腑的。浅刺真皮，掌握适当刺激度，可通过经络传导至胃部，同时可通经络、补益经气、调气血、理营卫，保持体内脏腑功能协调，阴阳相对平衡，促进脾的运化功能。这个认识，通过临床验证，收到了较好的治疗效果，其机理尚需进一步探讨。

（三）胃扭转

胃扭转是指胃的位置变异，超过生理限度的轴性扭转，以胃脘疼痛、食后呕吐为主要症状的疾病。慢性胃扭转病程较长，相

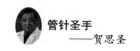
对症状较轻，在临床较为少见，国内文献资料报道较少。急性胃扭转属于急腹症，症状严重，发展较快，可见全身衰竭情况。

1. 生理病理

胃的位置凭借韧带而固定。胃的韧带有肝胃韧带、胃脾韧带、胃膈韧带、胃结肠韧带和两条胃胰韧带。这些韧带联合腹肌，将胃从各方面包围起来，形成一个完整的环，使胃保持在一定的位置上。如果肝胃韧带、胃脾韧带、胃膈韧带的张力松弛无力，或因这些韧带过于伸长而松弛，不仅可造成胃张力减弱，表现胃下垂症，而且在强烈的胃蠕动或腹腔内压力骤然增高的诱因下，易出现胃扭转。此外，如胃溃疡、胃周围炎性粘连、膈疝及肿瘤等胃或膈肌病变，对胃的韧带起到牵引作用，也可促使胃扭转。

2. 症状特点

本病的消化系统症状与胃溃疡、胃下垂、胃炎等的鉴别是较明显的。在临床表现出以下几个特点：①上腹部有节律的局限性疼痛，进食前痛轻，进食1小时后疼痛加重，2～3小时后疼痛缓解，由重到轻。②本病伴有剧烈的间歇性呕吐，时常出现食后即呕、嗳气反酸等现象。③因疼痛和呕吐，促使扭转部血管与黏膜损伤，可并发上消化道急性出血。④胃管不能进入胃内。

3. 检查依据

X线肠胃钡餐透视是检查的主要手段，临床常见的纵向型扭转，胃沿其纵轴扭转，使胃大弯向前上方或后上方翻转。在X线上，胃失去正常X线解剖形态，大弯侧形成胃的顶缘，紧贴膈肌，胃窦部亦陡之调转，十二指肠球部由于反位而斜向右下方，幽门高于十二指肠，使胃形成蜷虾状。

4. 治疗

取穴：上脘、中脘、下脘、膻中、鸠尾、不容（双）、承满（双）、天枢（双）、胃俞（双）、足三里（双）、三阴交（双）。

手法：三脘穴用平补平泻法，即用"针体固定雀啄术"，频率中等，手法力量稍强。针刺皮肤后，将针刺入 1 寸深，用弱雀啄术，候气后以对应捻转术为主，时时掺加雀啄术，手法的力量均匀柔和，频率较慢，但角度可相应扩大。待术者感针体稍有紧涩，患者疼胀感逐渐缓慢扩散时，可将针缓刺到 1.5 寸，仍重复上述手法。在术者感针尖既不松弛，又不紧涩时出针。膻中、鸠尾、不容（左）、承满、天枢五穴施用泻法。不容（右）、承满、天枢，双侧的胃俞、三阴交施用补法。足三里穴用平补平泻法。

疗程：每日 1 次，10 次为 1 个疗程。针 5 次后，可复查治疗效果，疗程结束后，复查判定疗效。若已完全复位，则停止治疗。若复位不完全，可再针 1 个疗程后复查。

5. 讨论

中医学文献中对胃扭转的病名、辨证、治疗等都无记载，根据中医学的脏腑经络学说，对本病有以下几点认识：

导致本病的主要原因是胃的韧带伸长松弛以及胃或膈肌病变对韧带的牵引不平衡，这与胃下垂病的病因有相似之处，都是因脾虚胃弱，肌肉失其濡养而使胃部韧带的张力松弛无力，或因这些韧带过度伸长而松弛，不能固摄胃体造成的。不同的是，前者是胃体扭转，后者是胃体下垂。既然补益脾胃有改善韧带张力，使下垂胃体上升的作用，那么也会有使扭转的胃体恢复的作用，所以治疗胃扭转吸取了治疗胃下垂的穴位和手法。

虽然胃下垂与胃扭转在病因病理上都有胃韧带松弛的相同点，但中医认为胃体下垂并未使经络气道完全阻碍，稍以通理即可，因此重在补益。而胃扭转使经络闭阻，形成气机不通的本虚标实证，因此治疗以通理气机为主、补益为辅。这是两种病在治疗上的不同点。

根据上述，选用前面介绍的穴位并采用有补有泻的手法。

三脘皆是任脉之穴，是任脉与其他诸经在腹部相互沟通、联

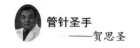

系的枢纽。如中脘为六腑之会、胃的募穴，是任脉与手太阳小肠经、手少阳三焦经、足阳明胃经的交会穴，主治一切胃腑疾病。用补法有助阳运化，益气健脾之功；用泻法有宣散气血，疏通经络之力。上脘位于中脘穴上 1 寸，是任脉与足阳明胃经、手太阳小肠经的交会穴。下脘位于中脘穴下 2 寸，是任脉与足太阴脾经的交会穴。上脘、下脘可加强中脘穴的力量。《针灸甲乙经》述："饮食不下，膈塞不通，邪在胃脘，在上脘则抑而下之，在下脘则散而去之。腹胀不通，寒中伤饱，食饮不化，中脘主之。"三脘相配，用平补平泻法既可补益脾胃，又可疏通气道，调理气机，升清降浊，有助于胃体复位。

膻中穴在两乳之间，是心包的募穴，也是气的会穴。凡胸腹气机阻滞之疾，针此穴则有疏通气机、活络止痛的作用，而疏通气机是治疗胃扭转的关键之一，所以膻中穴用泻法以通其气。鸠尾穴在脐上 7 寸，为任脉的别络穴，上连贲门食道，正是胃轴扭转部，用泻法以助膻中通调气机上下，同时也调理韧带，缓其扭转而造成紧张程度。

由于胃体扭转牵引了胃脾韧带、胃膈韧带，使这些韧带的张力处于紧张的饱和状态，而右侧的肝胃韧带却松弛，形成了"左紧右松"的状态。为了使左侧紧张的韧带得以松弛，并改变右侧韧带的松弛状态，提高张力，应于左侧的不容、承满、天枢等穴位用泻法，右侧的不容、承满、天枢等穴用补法。通过不同的手法刺激来调理气机，补益气血，促使扭转的胃体回复正常位置。

胃俞穴治疗胃下垂有较好的疗效。据患者讲述，针刺胃俞穴后，即感胃体蠕动加强，疼痛缓解，而胃满胀闷的症状立刻消失或减轻，感到舒适。胃俞穴是胃腑经气汇聚的地方，胃的疾患往往在胃俞穴出现压痛反应，针刺胃俞则有调经益胃、补益气血的作用。尤其深刺 1.5 ~ 2 寸正在胃壁神经丛处，此处血管分布丰富，可以调节血管和神经系统的功能，对胃体的下垂或扭转的恢复均有帮助，故将胃俞穴作为极重要的穴位，与中脘穴相配（俞募配穴），组成治疗本病的基础配穴。

足三里用平补平泻法，三阴交用补法，都是发挥补益脾胃、升清降浊、调理气血等方面的作用。《灵枢·邪气脏腑病形》述："胃病者，腹胀，胃脘当心而痛，上支两胁，膈咽不通，食饮不下，取之三里也。"足三里施用平补平泻法，配三阴交穴以补益脾胃、升清降浊、调理气机。

胃扭转在临床较为少见，我们积累的经验不多，仅通过治疗实践，有一些粗浅的不成熟的体会，总结起来以供参考。

二、气陷病

气陷是在气虚病变基础上发生的，以气的升清功能不足和气的无力升举为主要特征的病理状态。气陷病机与脾气虚损的关系最为密切。临床上常见的气陷病有胃下垂、子宫脱垂和肾下垂。

（一）胃下垂

胃下垂是由于胃支持韧带的松弛或胃壁的弛缓，以致在直立时胃的下端（大弯）位于髂嵴连线下方 5cm 或更下的部位，同时伴有胃排空的缓慢。中医谓之"胃下""胃缓"，为临床常见病。我们曾治疗 153 例，其中 21～50 岁的青壮年发病率较高，共 141 例，占总数的 90%；胃下垂 8cm 以上者，共 106 例，占总数的 70%；有些病例下垂 16～24cm 入盆腔。男女患者比例基本相等。

1. 生理病理

胃的正常位置在右季胁部和心窝部，小部分在腹上部正中线右侧，凭借着韧带固定。在胃的前部有 4 条位置较浅的韧带，其中由胃小弯向上至肝的韧带叫肝胃韧带，由胃体中侧至膈的韧带叫胃膈韧带，由胃体左侧至脾的韧带叫胃脾韧带，在胃后有两条

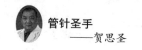
位置较深、连接胰与小肠的韧带叫胃胰韧带。这些韧带将胃包围起来，在胃周围形成一个完全的韧带环，与腹部肌肉相应，使胃体稳定在正常的位置上。

若因饮食不节制而致胃功能紊乱，或因慢性胃炎，或因腹部肌肉过度劳损以及过多生育等使这些韧带松弛无力（主要是肝胃韧带和胃膈韧带的松弛无力），以及腹部肌肉张力松弛不能固定胃体，则发生胃下垂。

2. 症状特点

小部分轻度胃下垂患者的临床症状不很明显，但大部分患者消化系统症状较为典型。本病可与溃疡病、慢性胃炎等合并发生，但临床以单纯胃下垂为最多，其症状特点如下：

（1）胃脘隐痛，腹胀不舒，食欲不振，食量很少，经常食后症状加重。

（2）胃脘隐痛时伴有明显的嗳气，气体以嗝出为快。其疼痛用碱性药不能缓解，部分病例的胃液低于正常，甚至为零。

（3）体位的改变可以影响疼痛的程度，或减轻或加重。如仰卧、垫高臀部可使疼痛明显减轻，站立或运动可使疼痛加重。重度胃下垂患者还可感到小腹坠痛，部分患者还有尿频感。

（4）体重明显下降。

3. 诊断依据

（1）望诊：患者在立位或仰卧位时，可看出下腹部隆起，中上腹部凹陷。立位较仰卧明显。

（2）触诊：患者取立位，可在胸骨剑突之下进行触诊，其压痛明显；然后嘱患者取仰卧位，用手托胃体底部向上移动，再触诊其位，则压痛减轻或消失。

（3）胃肠 X 线钡餐透视检查，胃下极低于髂嵴连线5cm以上者，可明确诊断。根据下垂的不同程度，可分成三度。轻度：胃下极在髂嵴连线下 5~8cm 者。中度：胃下极在髂嵴连线下 8.5~

12cm 者。重度：胃下极在髂嵴连线下 12.5cm 以上者。

4. 治疗

（1）取穴：上脘、中脘、下脘、不容（左侧）、承满（左侧）、胃俞（双侧）、足三里（双侧）。不能针刺不容穴者，可针梁门穴。

（2）手法

三脘、不容、承满用补法（三进刺）：针刺皮肤后，用调气术，即施一进刺，将针刺入 5 分深，施弱雀啄术，候气后，以左三右二的捻转术为主要手伎，时时加入弱雀啄术；在术者感针尖下沉紧，患者感到局部疼胀，并向中上腹扩散时，施二进刺，将针继续深刺到 1 寸，重复上述手法；上述针感更加显著后，施三进刺，可将针再深刺到 1.5 寸，仍重复上述手法，此时患者有胃体疼胀紧缩，蠕动加快，甚至向上揪痛的感觉，再以回旋术向右捻数次（每次角度不超过 360°）以增强针感，趁针尖深紧时，缓慢出针。

胃俞用补法：针刺皮肤后，用调气术，即将针刺入 5 分深，用弱雀啄术；候气后，以左三右二捻转术为主要手伎，时时加入弱雀啄术，待患者感局部疼胀而舒适，并向周围扩散时，把针体略向上提，将针尖斜向下方深刺 1.5 ~ 2 寸，相当于胃俞与三焦俞穴的中间，再用弱雀啄术；候气后，用左三右二捻转术，力量较强，捻转角度稍大，患者感到胃部蠕动加快，甚至感到揪痛，局部疼胀扩散到腰背部，趁针尖沉紧、针感扩散时，轻缓出针。

足三里用补法：针刺入皮肤后，用调气术，针尖微向上方刺入 1 寸深，用雀啄术；候气后，先用左三右二捻转术，力量较强，角度稍大，刺激数下后，再以回旋术向左捻数下，趁针感强烈扩散时轻缓出针。

中药：升阳益胃汤加减。党参 12g，白术 9g，茯苓 12g，甘草 6g，陈皮 9g，半夏 6g，泽泻 9g，防风 9g，黄芪 15g，柴胡 6g，

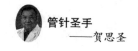
白芍9g，黄连3g，姜3片，枣3枚，水煎服。

方中六君子汤助阳益胃，是补脾胃之上药，加黄芪补肺以固表；白芍敛阴而调荣；防风、柴胡止痛而升清阳；茯苓、泽泻泄湿热而降浊阴；少佐黄连以退阴火。

（3）疗程：第1个疗程针10次，每日针1次；第2个疗程针10次，隔日针1次。两个疗程结束后，X线钡餐检查判断疗效。一般可停止治疗。少数病例需巩固者，可酌情再针第3个疗程，仍隔日针1次，共10次。

5. 讨论

从西医学角度来看，胃的位置凭借韧带和腹肌而固定。引起胃下垂的主要原因是韧带和腹肌张力松弛。虽然中医学文献中没有胃下垂这一病名，古时也没有X线检查手段，但古代医家在长期的医疗实践中，通过对本病的症状观察、治疗摸索对病因的探讨，逐步总结了一些感性认识。如《灵枢·本脏》说："脾应肉，肉䐃坚大者，胃厚；肉䐃么者，胃薄。肉䐃小而么者，胃不坚；肉䐃不称身者，胃下；胃下者，下管约不利。肉䐃不坚者，胃缓；肉䐃无小里累者，胃急。肉䐃多少里累者，胃结；胃结者，上管约不利也。"肉䐃不称其身，就是指腹部肌肉失去了正常功能，松软无力而不称其职，导致了胃下。胃下即胃下垂症。胃缓是指胃弛缓症（无力型胃均属胃下垂症，多见于先天性）。

"肉䐃不称身"只是笼统地讲腹部肌肉失其功能不称其职，并没有细致地阐述，而西医学则弥补了中医学论述的不足。但是西医学在治疗上却无进展，有的医者甚至称胃下垂不是病。中医学治疗本病积累了一定的经验，如从病因上认为饮食不节易损伤脾胃，而情绪刺激也可直接或间接地影响脾胃的功能。从病理机制上认为中气下陷是导致胃体下垂的主要因素，而中气就是脾胃功能的合称。脾主运化升清，胃主受纳降浊，如果胃气弱胃浊不降而上逆，脾阳虚其清不升而下陷，这种病理状态就叫中气下陷。从治疗上来看，历代医家总结了如补中益气汤、益胃升阳汤等健脾和胃、升提中气的经验方剂，对胃下垂病有一定的疗效。

贺老认为，胃的组成结构以及用以固定位置的韧带和腹肌，从大的范畴来讲都属于肌肉。中医学认为：人身之肌肉都由脾所主。脾健胃强，才能水谷精微充足，津血旺盛，内养脏腑，外濡肌肉。反之，脾虚胃弱，精微津血不足，则脏腑肌肉失其濡养而发生病理改变。胃下垂病之因即是饮食不节或肝郁伤脾或下元亏虚而造成脾虚胃弱、中气下陷。治疗应条达冲任之气，增强冲任气血，补益脾胃，调理升降之功能。因此，治疗胃下垂病，改善各条韧带及腹肌张力的松弛无力，应该从治疗脾胃入手，首先考虑直接补益脾胃的穴位。在脏腑经络学说的基础上，贺老根据辨证取穴的原则，运用针灸学的俞募配穴法，以胃的募穴中脘、俞穴胃俞二穴为主，配用任脉的上脘和下脘，足阳明胃经的不容、承满、足三里等穴，以雀啄术、回旋术、捻转术三种手法同时并举，交替运用，不仅补益脾胃，升提中气，而且也调整与脾胃有关联的诸条经脉，鼓舞正气，调节血液、神经、淋巴、体液、肾上腺等各系统的关系，使之更加协调，纠正偏盛与偏衰的病理现象，改善和加强营养状态，促进韧带和腹肌张力的恢复。

在贺老《治疗胃下垂病 153 例总结》的论文中，轻度者 47 例，中度者 53 例，重度者 53 例，经过两个疗程的治疗，治愈 83 例，显效 38 例，有效 26 例，无效 6 例，总有效率达 96%，治愈率占总数的 54%。其体会：精神因素对胃下垂病有着密切的影响，解除思想上的负担，并在治疗中参以疏肝和胃、疏理气机的药品有重要意义；饮食方面要禁止暴饮暴食，提倡少食多餐；同时逐渐加强腹肌的锻炼，对胃下垂病的治疗和巩固均有很大的帮助。

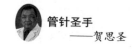
（二）子宫脱垂

子宫脱垂是由于子宫韧带张力的松弛无力而使子宫位置低于正常。轻症，子宫仍在阴道之内；重症，整个子宫露在阴道口外，中医称为"阴挺"。

1. 生理病理

子宫是梨形的、坚硬的肌性器官，在小骨盆内，位于膀胱与直肠之间，前后和两侧都被韧带固定。前方左右各有一条子宫圆韧带，由子宫角起始，上升，经过腹股沟管而消失于大阴唇内；后方左右各有一条子宫骶骨韧带，由小宫颈后壁发出，向后绕过直肠，延至骶骨的前面筋膜上；两侧各有一条子宫阔韧带，由子宫两侧伸出，将子宫固定于骨盆侧壁上。如果体质虚弱或产后劳累或先天性组织发育不健全等导致子宫韧带张力松弛无力，不能固摄宫体，则发生子宫脱垂。

2. 症状特点

阴道有物下坠到阴道口，或脱出阴道口外，自感腹部下坠，时感疼胀坠痛，久立或行走时症状加剧，高臀仰卧位较舒，小便频数或小便不利，倦怠乏力，心惊气短，白带多，舌淡苔薄，脉沉细。

3. 诊断依据

症状是诊断的主要依据。检查时，患者仰卧，闭口向下逼气，然后确定子宫脱垂的程度，临床可分为三度。Ⅰ度子宫脱垂：子宫位置下降，但在阴道内。Ⅱ度子宫脱垂：子宫颈及部分子宫体露出阴道口外。Ⅲ度子宫脱垂：子宫完全脱出阴道口外。

4. 治疗

取穴：气海、中极、带脉、至阴、命门、子宫透横骨。

手法：气海、中极、至阴、命门穴施用补法。带脉用补法，针刺皮肤后，用调气术，将针刺入 5 分深，用雀啄术；候气后，施左三右二捻转术，术者感针体紧涩，患者觉疼胀感循腰腹扩散时，将针继刺到 1 寸，嘱患者暂闭呼吸，仍重复上述手法；当针感扩散至小腹部（放射到会阴部）时，轻缓出针。子宫透横骨：针入皮肤后，斜刺横骨方向，用左三右二捻转术；候气后，术者感针体紧涩，患者觉小腹部及会阴部疼胀，甚至有揪痛感，继用左三右二捻转术，但力量减弱，仅用拇指、食指在针柄由下至上摩擦捻转，此时针感较为强烈，可趁此时轻缓出针。

疗程：每日或隔日针 1 次，10 次为 1 个疗程。一般患者针刺1 个疗程后，即可停止治疗。少数不愈者，可酌情针第 2 个疗程。

5. 讨论

导致子宫下垂的主要原因是子宫韧带张力松弛无力。韧带属肌肉，由脾所主。若脾气虚，脾阳不振，中气下陷，水谷精微不得运化，内不营脏腑，外不濡肌肉，肌肉失其营养供给，则松弛无力。历代医家将子宫脱垂病机归属中气下陷之内，用补中益气汤调治正出于此理。因此，健脾补气、助阳益运、升提中气是治疗子宫脱垂的重要原则之一。此外，子宫脱垂与带脉也有密切关系。带脉循行起于胁下，围绕腰腹一周，恰如束腰之带，有总束阴阳诸经的作用。带脉经气充足，则脏腑安康，上下通利。若经气虚衰，则下焦之脏腑必失其束围而动摇。带脉的濡养要依靠脾的运化水谷精微，其动力来源需要肾火命门的温煦，无论脾虚或肾虚，皆可导致带脉经气不足，所以补肾壮阳、益兴命火也是治疗子宫脱垂的重要原则之一。同时，由于过劳伤气耗血，损伤韧带，失其固摄之力也是造成子宫脱垂的原因，因而补气养血、行气活血也是治疗的重要方法。根据补脾益肾、调理气血的治疗原则选用上述穴位：气海穴为气血之会，呼吸之根，藏精之所，生气之海，是人体健身之穴，施用补法加以针灸以补气益脏、助肾温阳；再配有补肾助阳作用的命门穴和调补任脉的中极穴以加强补益之力。带脉穴是足少阳胆经和带脉的交会之穴，补之可调益

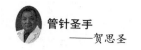

带脉经气，发挥总束作用，对升提宫体有效。至阴穴是足太阳膀胱经的井穴，针之可反射于子宫，加强收缩蠕动。凡发生滞产时，针至阴有催产作用，现取至阴用补法，可起到补益经气，加强子宫体收缩的作用。子宫穴系经外奇穴，位在中极穴旁开 3 寸，在子宫圆韧带和阔韧带之上，横骨穴位在曲骨穴旁 5 分处，系足少阴肾经之穴。子宫透横骨既可调补肾经，又能加强韧带张力，促使宫体复位。

（三）肾下垂

肾下垂系指肾脏位置下移，超过正常范围而致的病证，右肾多于左肾（也可见双侧肾下垂），女性多于男性。以 20～50 岁最为多见，多发生于瘦长体型患者。

1. 生理病理

肾左右各一，其形似蚕豆，位于腹膜后脊柱腰部的两旁，右侧较低于左侧。肾的位置比较牢固，主要凭借肾筋膜、腹膜韧带固定于腹后壁。皮外肾脏的血管、腹压和邻近的器官对肾脏位置的固定也有一定的帮助。如若肾筋膜弛缓，腹膜韧带张力松弛无力，即失去固定肾脏的正常限度，而使肾体下移，出现肾下垂。

2. 症状特点

（1）以腰疼背痛、肾脏钝痛为主症，久立、久坐、行走或劳累，以及妇女月经期的疼痛都可诱发疼痛或使疼痛加重。少数患者可出现肾区牵拉痛，甚至绞痛等症状，严重时沿输尿管放射。

（2）卧向患侧有助于缓解疼痛，卧向健侧可使疼痛加重。

（3）本病多伴有尿频、血尿、腹胀、嗳气、厌食、消化差、头晕失眠、心烦气短、脉沉弦细等全身性症状。

3. 检查依据

（1）正常肾脏在腹腔内一般不能触及，肾下垂患者可触及肾脏下极，呈钝圆形，质实而有弹性，表面光滑。

（2）超声波检查与静脉肾盂造影检查是判断肾下垂的主要依据，如肾脏下极超过正常位置 5cm 以上者可明确诊断。

（3）肾下垂应与游动肾相鉴别。

4. 治疗

气海、关元（男）、中极（女）、京门、带脉、三阴交、肾俞透肾脊穴。以上诸穴均施用补法。

5. 讨论

关于肾下垂的内容在中医学文献中未能查到，根据肾下垂的主要症状仍归属腰痛病范畴。腰为肾之府，腰痛与肾的关系极为密切，尤其在内因方面，肾脏精气亏损，不能濡养经脉是导致肾下垂的主要原因。

西医学认为，肾下垂是因肾筋膜弛缓，腹膜韧带松弛无力所致。根据中医肝主筋、脾主肉的观点，肝阴血亏虚、脾阳气虚、运化失职是导致肾下垂的重要原因。因此，治疗以振肾阳、补肾气、温命门、束带脉为主，兼以调补肝脾。

考虑到中医阴阳互根学说，首选阴脉之海——任脉的穴位。气海穴为气血之会，呼吸之根，生气之海，系一身之真气；关元、中极为任脉与三阴经交会之穴，而关元又是藏精之所、温命门之处，中极是膀胱的募穴。三穴用补法以振肾阳、温命门、补肾气，是治疗本病的主穴，同时也有补气健脾，助其运化的作用。京门虽为胆经穴，但又是肾脏的募穴，与肾俞相配，称为"俞募配穴法"，均施补法，重在益肾助阳、补固肾气。带脉穴是胆经与带脉的交会穴，带脉起于季胁下，围绕腰腹一周，有总束阴阳诸经的作用。带脉经气充足则五脏六腑坚固，带脉虚则脏腑动摇，所以补带脉穴以助带脉经气，加强总束之力。三阴交是肝脾肾三经的交会穴，用补法兼调三经，既益肾，又有健脾补肝血的作用。

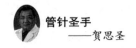
三、中风

中风是一种常见的急性疾病，患者大多为中老年人。本病以突然昏仆，不省人事，半身不遂，或神志不清，口角歪斜等为主症。古代根据其发病急骤和症状特征，有"卒中""厥证""偏枯"等名称。临床按病位深浅及病情轻重，将本病概分为中经络、中脏腑两类。本病包括脑出血、脑血栓形成、脑梗死等脑血管意外疾病。

有关中风的记载，始见于《黄帝内经》，以后各家均有论述。贺老认为，中风有痰热内盛，外卫偶疏，邪乘虚而入者；有体肥湿溢，腠理致密，气道壅塞，为邪所中者；有阴虚阳亢，肝血亏虚，虚风渐袭，肢体麻木蔓延日久，忽然暴发者。机体气血紊乱，上下升降失调，脏腑阴阳失去平衡，在情志抑郁、忧思恼怒、心烦意乱，或劳累，或嗜酒，或房室，或体虚受风等诱因下，以致风阳煽动，心火暴盛，气血紊乱上逆攻作于脑。其表现有气胜血热，迫血溢出脉外者；有血气瘀滞，困阻脉络者；有热煎湿浊，成痰阻窍者；有气血逆乱，阳衰虚脱者。临床表现的程度也有轻重之分，轻者中经络，重者中脏腑，需辨证施治。

（一）中经络

病在经络，未及脏腑，或脏腑功能渐见恢复，而经络气血仍然阻滞。

病因病机：肝风内动，脾虚痰热内盛，煽动心火，气血随风火上逆，气血运行阻滞则兼经络失常。

症状特点：半身不遂，肌肤不仁，舌强言謇，口角歪斜等。

治疗：疏肝潜阳，通经活络，破瘀行气。

取穴：风池、风府、肩髃、曲池、环跳、阳陵泉、三阴交。

手法：风池透风府，施用平补平泻法。其余之穴，健侧用泻法，患侧用平补平泻法。

方解：风池系胆经穴，风府系督脉穴。风池透风府既可疏散上逆之风阳，又可清泻胆经之郁火。肩髃配曲池可以助阳制阴，益气养血，活络生肌；环跳配阳陵泉，助阳制阴，祛风散寒，疏通经络，通则痛止。三阴交用补法，养阴潜阳。

（二）中脏腑

病变深及脏腑，根据不同表现，又可分为闭证和脱证。

1. 闭证

根据不同表现，又可分为实证和虚证。

（1）实证

病因病机：肝风内动，独阳上亢，煽动心火，气血随风火上逆，气盛血热，迫血妄行，溢于脑部脉外。

症状特点：多在过度劳累、饮酒或情绪波动后突然发病。发病即见较深重的神识昏迷，并多伴有发热，面赤气粗，两手握固，喉中痰鸣，声如拽锯。多数患者还可见呕吐，舌苔黄腻，脉弦实有力。舒张压、收缩压均明显偏高。脑脊液呈血样，压力增高。

治疗：清泄肝热，引血下行，醒神开窍。

取穴：百会、四神聪、太阳、曲池、阳陵泉、行间、复溜、三阴交。

手法：先取百会、四神聪、太阳，均针刺放血，每穴放血量需在0.5mL以上。后取曲池、阳陵泉、行间，均刺双侧，施用泻法。再取复溜、三阴交，均刺双侧，施用补法，并用艾灸，每穴灸5分钟。

方解：气血随风火冲逆于上，血脉压力骤增，在气盛血热的病理下，易迫血妄行溢于脉外。在百会等穴放血，可清除风热，

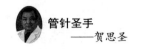

降低脉管内压力，阻止血行脉外，使气血在脉道之中畅行。曲池、阳陵泉等穴用泻法，以清除肝胆之热，使肝阳归位，心火熄弱，引血下行，使上下升降恢复正常。复溜、三阴交用补法并加艾灸，以增补肝肾之阴，促脏腑的阴阳平调。

（2）虚证

病因病机：肝肾之阴素亏，肝阳易亢，阴不制阳。化火生风，风阳煽动气血逆行于上，由于阴虚血不充盛，使气血瘀滞，困阻经络。

症状特点：神志恍惚，嗜睡或昏睡，甚至昏迷，半身不遂，牙关紧闭，口噤不开，肢体强痉。

治疗：疏肝潜阳，通经活络，破瘀行气。

取穴：百会、十宣、人中、风府、太冲、丰隆。

手法：百会、十宣针刺放血。人中用补法。风府、太冲、丰隆用泻法。

方解：百会、十宣针刺放血，使血行畅通，促进新陈代谢，并可清泄肝胆风阳之热；人中穴用补法，以开关解噤，通阳安神；风府用泻法，以搜舌本之风，舒三阳之络，有开窍醒脑作用；泻太冲平肝潜阳，泻丰隆降逆豁痰，以达通经活络之目的。

2. 脱证

病因病机：气血逆乱，真气衰微，元阳暴脱，脏腑阴阳离决。

症状特点：发作急骤，即见神昏和呼吸、循环衰竭。表现为呼吸微弱，汗出如珠，四肢厥冷，脉沉细弱，甚至脉微欲绝。可见与闭证相反之症，如目合、口张、手撒、遗尿等症。

治疗：回阳固脱。

取穴：关元、神阙、气海、内关、复溜。

手法：关元、神阙、气海均用大艾炷灸，以汗收、肢温、脉起为限。再取内关、复溜二穴，施用补法，针后加灸5分钟。

方解：元阳暴脱之证，需从阴中以救阳，此系补阴以制阳，使阳有所附的理论而定，首选任脉之穴。任脉是人身阴经之海，神阙位在脐中，是生命之根带，为真气之所系。关元为三阴经和任脉交会穴，藏精之所，联系命门真阳。气海为气血之会，生气之海。三穴大灸，以回阳固脱。后取内关、复溜以沟通心肾，温补其阳，以达阳复其位、阴平阳秘之目的。

3. 中风后遗症

中风后遗症主要临床表现是半身不遂，同时还兼有口眼歪斜、舌强语謇等症。由于患者自身体质有虚实的差异，病理机制也不尽相同，所以半身不遂的表现也不是一致的。有的是拘急强直；有的是固滞挛缩；有的是痿废不用。仅从足的症状来看，就有足内翻、足外翻、足尖下垂之分。中医理论认为：其病位多在三阳经，治疗时可分取手足三阳经穴为主穴。由于阳明经为多气多血之经，因此取三阳经穴，以阳明经为主治关键。

临床根据经脉循行路线的不同，将半身不遂分为三型：

（1）足内翻

症状特点：不遂一侧肢体拘急强直，手指紧缩握拳不张。足内翻，弧步行走，过劳或精神紧张则手足震颤不能自控。

取穴：手足少阳经穴。

上肢：肩中俞、肩外俞、肩贞、小海、后溪（平补平泻法），配外关、内关。

下肢：秩边、承扶、殷门、委中、承山（平补平泻法），配三阴交、绝骨。

（2）足外翻

症状特点：不遂一侧肢体痿软无力，肩端下垂，手指不握。足外翻，拖步行走，身体侧行。

取穴：手足太阳经穴。

上肢：肩髎、臑会、支沟、外关、中渚（补法），配内关、

93

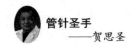
合谷。

下肢：环跳、风市、阳陵泉、绝骨、丘墟（补法），配复溜、委中。

（3）足尖下垂

症状特点：不遂一侧肢体困滞挛缩，肩端上抬，手指挛缩如鸡爪。足尖下垂，马步行走，活动时上下肢有节奏地内外摆动。

取穴：手足阳明经穴。

上肢：肩髃、曲池、手三里、合谷、三间（平补平泻），配阳池、大陵。

下肢：髀关、伏兔、梁丘、足三里、解溪（平补平泻），配悬钟、三阴交。

随症加减：

舌强语謇，舌体失灵者：加刺廉泉、哑门。偏热者，可点刺经外奇穴金津、玉液；偏虚者，可灸涌泉穴。

上眼歪斜，目闭不合者：加刺阳白透眉中、四白透地仓、下关透颊车、颊车透地仓。

口角下垂，流涎不止者：加刺地仓、承浆。

肩臂不举，活动困难者：加刺条口、液门。

手指麻木，不能伸屈者：加刺八邪，井穴点刺。

治疗中风后遗症疗程较长，所以每次治疗选穴，头面及上下肢共选十几个腧穴交替使用，这样有利于治疗，也可增加效果。

四、神志病

心在脏腑活动中占有极为重要的位置。《素问·灵兰秘典论》说："心者，君主之官也，神明出焉。"神明即神志思维活动。心主神明是心的生理功能之一，神志疾病则是心主神明的病理表现。故《素问·六节藏象论》说："心者生之本，神之变也。"故临床将与心神相关，表现为神志异常的疾病统称为心神病。

（一）神经衰弱

1. 病因病机

本病是由于某些长期存在的精神因素引起的大脑活动过度紧张，从而产生脑力活动减弱的一种功能性疾病，属于中医学"郁证""心悸""不寐""遗精"等范畴。由于人是一个整体，脏腑之间无论生理、病理皆相互影响，"心动则五脏六腑皆摇"，因此心神病的症状几乎涉及所有的脏器系统，各类症状兼并出现，如心烦焦虑或抑郁、精神不振、困乏易倦、情绪易波动、性格易怒多疑、男子早泄阳痿、女子月经不调等。

2. 症状特点

由于本病诱发因素不同，所以临床表现也有所侧重。如心血不足，则见虚烦不眠、眠而易醒；心火亢盛，则见头晕舌痛、心烦懊恼；心气郁结，则见忧郁忧愁不定、胸闷抑郁；心阳虚衰，则见神怯体弱；风痰入心，则神昏不省；肝火扰心，则见躁怒狂乱；心脾两虚，则见入睡困难；心肾阳虚，则见阳痿早泄等。

3. 治疗

心神病有心气、心阳、心血、心阴之别，但有一共同的基本治则，即定心神。

4. 针刺取穴

针刺治疗以内关、神门、天柱、风池为主穴，据证应用，虚者补之，实者泻之。

天柱属足太阳膀胱经，位在项后发际，大筋外廉陷中；风池属足少阳胆经，位在颞颥后发际陷中。临床验证，针此二穴对迷走神经、副神经、舌咽神经等均有良好的调节效果，善于治疗头痛头晕、失眠健忘、痉证、神经衰弱等疾病和症状，是健脑之名穴（内关、神门配穴意义详见配穴五法）。临床辨证配穴加减

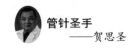

如下：

兼见虚烦不安者，配肩髃、曲池。上六穴用泻法。再配三阴交穴用补法，以通气、养血、安神。

若见心悸、懊侬、怔忡，配曲池、合谷。上六穴用泻法，以清心安神。

若见心乱无主、心悬若饥，配百会、巨骨。上六穴用泻法，以镇心定神。

若见忧愁不乐、默然不语，配肩髃、曲池、合谷、阳陵泉。上八穴用泻法，以理气解郁。

若见神情恐怖，配然谷。上五穴用补法，配涌泉、少府用泻法，以益肾、补心、定神。

若见梦遗频泄，配关元、命门、三阴交。上七穴用补法，以补肾固精。

若见神识不省人事，配人中。上五穴用补法，再配百会、十宣刺出血，后取合谷、太冲用泻法，以开胸、通窍、安神。

上述所取配穴，如肩髃、曲池、合谷，泻之能行血清热；三阴交，补之能滋阴养血；泻百会，可镇惊安神；泻巨骨，以宣肺理气；泻涌泉，引火归原；泻少府，有清心中实火之效；补然谷，有壮水中之火能力；风痰入心，不省人事，除十宣、百会放血外，补人中能开关解噤、通阳安神；泻合谷、太冲，有调理气血之功。辨证施治，可加减配穴以治之。

（二）癔病

癔病是一种常见的精神障碍，由明显的精神因素，如生活事件、内心冲突或情绪激动、暗示或自我暗示等引起的一组疾病。本病表现为急性的、短暂的精神障碍、身体障碍等，临床表现多样，属于中医学"郁证""脏躁"范畴，一般女性较多。

1. 病因病机

本病多由情志不舒，郁怒伤肝，思虑伤脾所致。肝气郁结则化火，脾气郁滞则生湿，气机失常，郁滞为患，日久则心情愈加抑郁，饮食减少，气血不足，引起脾气虚弱或肾阴亏耗等病理变化。脾气虚则不能为胃行其津液，肾阴虚则不能上济心火，虚火妄动，以致心神不宁，终致五脏气机失和而发病。

2. 症状特点

本病临床表现多种多样，但主要为以下 3 个方面：①精神异常：可表现为哭笑无常，乱说乱唱，乱跑乱骂，手舞足蹈，可持续数小时，发作后如正常人，一般对发作的情况有一定的记忆；或者情志抑郁，闷闷不乐，恐惧多疑，表情淡漠。②运动异常：常见失音不语，肢体感觉异常，肢体痉挛或弛缓性瘫痪，但神经系统查体均无病理征。③感觉异常：感觉消失或减退、过敏等，但不符合解剖学神经分布；或突然耳聋、失明。

3. 针灸治疗

（1）精神异常：主穴取人中、百会、内关、神门、风池穴以镇静安神，通窍醒脑。若忧愁不乐、默然不语，配肩髃、曲池、合谷、阳陵泉以理气解郁。若恐惧多疑，配然谷、涌泉、少府，以益肾、补心、定神。

（2）运动异常：主穴取人中、百会、风池、内关。肢体感觉异常者，可配曲池、合谷、环跳、阳陵泉等；失语者，可针哑门、廉泉以开窍解语。

（3）感觉异常：治疗时，除取运动异常主穴外，耳聋者可加百会、听宫以开窍聪耳，失明者可配风池、攒竹、太阳、睛明等开窍明目。

（三）癫、狂、痫

癫者，或歌或哭，如醉如痴，其候多静而常昏。狂者，语言

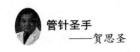
狂妄，少卧不饥，其候多躁而常醒。痫者，猝然昏仆，筋脉瘛疭，口角流涎，或作特异的叫声，古人有五痫之分。

1. 病因病机

癫的发生，多由心经蓄热，或心血不足。狂由痰火胶固心胸，阳邪充极。而癫之成则可因于母腹受惊，或猝然闻惊而得，惊则神出舍空，痰涎乘间而入；或因饮食失节，脾胃亏损，积为痰饮，以致涎潮上涌，均能发痫。大抵肥人多痰，瘦人多火，癫、狂、痫虽为三证，总不外因于情志失调及因惊而得。虽其病各有阴阳，但大抵属痰、热、惊三者而已，其病位在肝。因为肝属厥阴而主风木，与少阳相火同居，厥阴之气一逆，则诸气皆逆，气逆则火发，火发则风生，风生必夹木势而犯土，土病则聚液成痰，其归并于心。由于心气虚而不能御痰之扰，从阳化则为狂，从阴化则为癫；如心气尚未全虚，受其所凌则昏倒，正气一复则瘥，其病有作有止，则为痫。

2. 临床表现

（1）狂证发作：凶狂暴跳，目直不识亲疏，狂歌妄笑，多怒不卧，甚欲操刀杀人，脉弦数，苔黄。

（2）癫证发作：精神疲倦，语无伦次，悲哀欲哭，而多喜睡，脉弦细，苔薄或微厚。

（3）痫证发作：风痰上袭心包，关窍闭塞，神昏口噤卒倒，吐涎沫而抽搐，脉细缓，苔薄白。

3. 针灸治疗

（1）癫证、狂证治疗，均以坠痰利气、降火安神为主。临床常取丰隆、阳陵泉、百会、神门、后溪（泻），继取阳溪、少海、水沟、攒竹（泻）。

（2）痫证则以破痰开关、搜风镇心为主。取水沟、百会、神门、四关、后溪、丰隆、阳陵泉、身柱（泻），又取巨阙、上脘、天井、太冲（泻）。

阳陵泉为胆经之合穴、八会穴之一的筋会，泻之平肝养气；丰隆为胃经之络穴，泻之去实折痰；百会为诸阳之会，泻之以清脑；神门为心脏之原穴，泻之清心安神；后溪为小肠之输穴，泻母以救火。继取阳溪、少海、水沟、攒竹，泻之以通阳安神，调达气血。泻身柱以解郁气，泻天井以清三焦，泻巨阙、上脘升清降浊、清心醒脾，开四关搜风理痹、通经行郁，配丰隆、阳陵泉以坠痰泻火而治癫狂，配百会、神门以镇静安神而疗五痫。此不过治疗大略，临证还应加减而施治。

五、三遗病

三遗者，虽然表现不一，不属同一系统，然无论是心肾不交者、肝肾阴虚，还是脾肾两衰等所致的遗精、遗尿、遗便，其基础病机都是肾气虚衰、元气大伤，治疗之法大同小异。因此，中医称此为"异病同治"。

（一）遗精

由于肾虚不固或邪扰精室，导致不因性生活而精液排泄，每周超过1次以上者，称为"遗精"，有梦遗、滑精之别。

1. 梦遗

本病多由性欲冲动，思想有感于中，心肝火旺，前阴挺纵，寐中肝魂不宁，因而为梦。因梦境而欲动，阳举而精泄。临床偶发者，乃精满自遗，不为病证。若频发日久，耗精伤肾，白日感头晕腰痛，精神困倦，则为病证，多属实证（或实中夹虚）。本病病位在男子前阴，涉及精室与前列腺，与心、肝、脾、肾四脏密切相关。

治疗：清心火，柔肝阴，益肾固精。

主穴：神门、太冲、内关、三阴交、关元、肾俞。神门、太

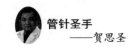

冲穴用泻法。神门是心的原穴，泻之以清心火。肝为心之母，泻木以救火，故取太冲以泻之，既平肝火又泻心火，以达阴阳平衡。再取内关、三阴交穴。内关是手厥阴心包经之络，别走少阳三焦，用泻法清上和阳，使心胸郁热从水道下行；配三阴交用补法滋下固阴，以补益肝肾而养血。后取关元、肾俞穴，用补法以补肾益气，肾气足则精自固。

2. 滑精

本病多因肾阳亏惫，命火衰微，肾失收摄，精关不固所致。若有触动，其精自泄，临床多为虚证，兼见头晕、气短、面色㿠白、忆差体弱、身倦肢凉、腰疼膝软等症。

治疗：补肾填精，助阳固关。

主穴：天枢、关元、中极、阴陵泉、三阴交、复溜、肾俞。天枢、关元、中极穴用补法以振阳益气，再取复溜、三阴交、阴陵泉用补法以滋阴补精，取关元、肾俞用艾灸（隔姜片灸，米粒大小为 1 壮，每次灸 15 ~ 30 壮）以温肾助阳、补气固精。滑精一证，较梦遗为重，须坚持治疗，方收良效。

贺老治疗遗精失眠等证，常用自拟方：熟地黄 9g，茯苓 6g，陈皮 9g，甘草 6g，川断 6g，杜仲 6g，木瓜 6g，牛膝 6g，沙参 10g，防风 6g，川芎 6g，大枣 10g，秦艽 6g，肉桂 6g，大茴香 6g，前胡 6g，威灵仙 6g，白薇 9g，玉竹 6g，枸杞子 6g，酸枣仁 15g。以上诸药加白酒 1000mL，浸泡 72 小时，然后加白糖 55g，白开水 500mL，每日服 3 次，每次 15g，饭前服。

遗精病证的中医治疗，必须把握病史，辨明虚实，确定脏腑，分型施治。实证以清泄为主，虚证以补涩为主；心病须安神定志，肾病当补肾固精；湿热要清利，劳伤要调理；肾阳虚者当温补肾阳，肾阴虚者宜滋养肾阴。此外，临床还须结合西医辨病，对症用药，并辅以心理疏导和体育锻炼。

（二）遗尿

遗尿包括两种情况：一则指遗尿病，即俗称的尿床；二则指遗尿症，即不仅将尿液排泄在床上，同时也在非睡眠状态或清醒时将尿液排泄在衣物或其他不宜排放的地方。本病症状表现不一：有尿完后仍淋沥不断而自己不知者；有刚感尿意之时，尿即排出，自己全然不能控制者；有毫无排尿之意，但尿已排出，自己全然不知者等。以上表现皆系肾气不足，气化失司，下元虚寒，收纳无权，不能约束膀胱所致。本病病位在膀胱，与肾相关。治宜温补肾阳，益气固摄。

主穴：百会、天枢、关元、中极、水道、肾俞、膀胱俞。首取水道、中极、膀胱俞。水道属足阳明胃经，位在小腹，有调节膀胱排尿之效力。泻可松弛膀胱（括约肌）使尿行，善治实证；补可兴奋膀胱（括约肌）使尿止，善治虚证。因此，治本病取水道用补法。中极是膀胱的募穴，膀胱俞是膀胱的俞穴，二穴相配是"俞募配穴"，用补法有补肾气、促气化、振兴膀胱之效。后取百会、天枢、关元、肾俞用艾灸（也可针后加灸）以温补肾阳，大补元气，使肾气充盈，气化协调，膀胱复职。

遗尿病亦有小儿者，表现为睡中尿床。小儿为（稚）纯阳之体，发育期间营养充足，身体健壮，何来肾虚阳衰？小儿遗尿大多由白日玩耍，过度疲劳而致，也有已成习惯者。其表现有作梦而遗，有叫而不醒，或似醒非醒，懵发错觉而遗，也有无梦而遗等，不是肾气虚衰所致，而是纯阳之体，心火亢盛，心肾不交所致，不可做虚证治之。部分病儿只需睡前控制饮水，改变睡眠习惯，此病自愈。

取穴：内关、水道、曲骨、三阴交、太冲、肾俞。取内关、水道、太冲穴用泻法；曲骨穴用平补平泻法；肾俞、三阴交用补法。心火清，神魂内守，肾阴足，心肾相交，气化运行，遗尿

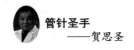

可止。

治疗遗尿时，贺老常用《治验百病良方》中的遗尿汤：党参12g，菟丝子12g，蚕茧10只，补骨脂9g，金樱子9g，覆盆子9g，炙甘草5g，桑螵蛸15g，黄芪15g。方中党参、黄芪益气，菟丝子、补骨脂补肾壮阳，金樱子、覆盆子、桑螵蛸固精缩尿，蚕茧有止渴、治小便过多之功。诸药合而用之，共奏益气补肾、固涩止遗之功。

（三）遗便

本病系患者毫无便意，粪水自流，而患者却全然不知。此病多表现在年老体衰或久病气弱之人。因年老而阳衰，命火不足，或病久伤气，气血两亏致脾肾两伤，命火虚衰，传化失职，固摄无权而粪水自遗。本病病位在大肠，与脾、肾密切相关。治疗不可急速峻补，以免虚不受补，宜长久缓补，温肾壮阳，调和气血，肾气足，命火旺则使不遗。

主穴：百会、天枢、气海、关元、肾俞、大肠俞、长强、足三里。取天枢、关元、肾俞、大肠俞、足三里穴用补法，天枢是大肠之募，补之可助其气，固摄之力甚强，与大肠俞相配，叫俞募配穴，是治疗肠腹疾患的要穴。再配以关元、肾俞、足三里，重在健脾补气助肾。针后取百会、气海、长强、三阴交用艾灸，以加强温肾壮阳益气之效。

六、梅尼埃病

本病的病理改变为内耳迷路水肿，因此又称"内耳眩晕病"，归属于中医学"眩晕"证内。临床以阵发性、急剧起病为特点，主要表现为剧烈的眩晕、恶心呕吐、耳鸣、平衡丧失（不能站立行走，也不能坐起，只限于卧位）。但由于有病因的不同，所以虽然主要表现一致，兼症还是各有差异的。

如心肾不交所致，兼见心悸心烦，时有心悬若饥之感，舌尖红，脉沉细数而心脉独浮。治宜交通心肾。取穴内关，用泻法以导彻心经之火；取复溜（或三阴交），用补法以滋填肾水；取翳风，用平补平泻法以平调阴阳。中医学认为，肾精生髓，脑为髓之海。肾精不足，脑髓空虚，故肾虚则高摇；再者，肾水上济滋养于心阴，肾虚不能滋养心阴而心火独亢，上扰于清窍，火热峻猛，故眩晕剧烈。此三穴各属三经，手法施用得当，可速收其效，使心火下降以温肾，肾水上济以养心。心肾相交，水火互济，肾精充足，脑髓满盈，阴阳平调，则眩晕自除。

肝肾阴虚，肝阳上亢所致，兼见偏侧头痛，心烦躁怒，胸胁胀满，腰痛神疲，口苦，脉弦数有力。治宜滋补肝肾，潜镇虚阳。首取太冲（或行间）用泻法，以降虚阳下行归位；再取合谷用泻法，助其太冲之力；取复溜（或三阴交）用补法，以滋养肾水；后取翳风用平补平泻法，以平调阴阳。心肾不交一节已述肾虚则高摇之理。此外，肝肾同源，肾阴虚则肝阴虚。肝之特性为体阴而用阳，肝阴虚则肝阳独亢，上扰于清窍而发病。故上述证型治疗都以滋补肾水为其根本大法。肾水充足能涵木，使肝阴足，虚阳下降归位，使阴阳平调，眩晕症自其消除。

本病若兼见头痛，加风池、天柱，用平补平泻法。

耳鸣重者，加耳门、听宫，用平补平泻法。

恶心呕吐严重者，加足三里、内庭，用泻法。

心烦躁乱不寐者，加间使、神门，用补法。

方药常用天麻9g，玄参18g，法半夏9g，竹茹9g，石决明30g，麦冬9g，白芍9g，黄芩9g，橘红9g，茯苓12g，甘草6g，双钩藤15g。方中天麻、石决明、钩藤平肝潜阳，除热明目；法半夏、竹茹、橘红理气行滞，祛湿化痰，降逆止呕；佐以茯苓健脾渗湿，扶土抑木；玄参、麦冬滋阴润燥，清心除烦；白芍、黄

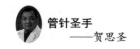

芩之苦酸以坚敛肠胃之气，并用甘草之甘以补固肠胃之弱。

七、哮喘

哮喘是一种常见的反复发作性疾病，明代虞抟《医学正传》说："大抵哮以声响名，喘以气息言。夫喘促喉中如水鸡声者，谓之哮；气促而连续不能以息者，谓之喘。"临床上哮多兼喘，通常称为"哮喘"。而喘则未必兼哮，一般称为气喘。至于哮喘并提，首见于元代朱丹溪，后世医家因其病因病机大致相同，故在临床上亦相提并论。

历代医家对哮喘病因病机和治法提出了许多精辟的论点。如《灵枢·五乱》指出气"乱于肺则俯仰喘喝"，明确病位在肺。《诸病源候论·上气鸣息候》谓"肺主于气，邪乘肺则肺胀，胀则气管不利，不利则气道涩。故气上喘逆，鸣息不通"，阐明了哮喘的病机。《普济本事方·卷一》认为"凡遇天阴欲作雨，便发……甚至坐卧不得，饮食不进，此乃肺窍中积有冷痰，乘天阴寒气从背、口鼻而入……此病有苦至终身者，亦有母子相传者"，提出此病有遗传因素。朱丹溪提出"未发以扶正气为主，既发以攻邪为主"的治疗原则，一直为后世医家所推崇。戴原礼提出本病有"宿根"之说，对上述理论进行了补充。

贺老认为，哮喘病因多为痰饮内停，小儿多由反复感受时邪而引起，成年人多由久病咳嗽而形成，亦有因脾失健运，停湿成痰，或偏嗜咸味、肥腻，或食虾蟹鱼腥，或因误嗅吸异味，以及情志、劳倦等均可引发痰伏肺经，阻塞气道，肺失肃降，发为哮喘。喘有虚实，哮则兼痰涎壅塞。虚喘则为气乏息微，呼吸不能接续，真气不足，肾失收纳，肺失统摄所致。实喘多由寒邪外束，或痰火内郁，或冲气夹水饮上犯，以致肺失清肃，壅塞气道，不能布息而上逆。

（一）虚喘

证型：①肺虚：多有呼吸短促，语言无力，自汗，脉虚无力。②肾喘：多有身动即喘，足冷面赤，头晕，小便清利，脉沉无力。

治法：益气固下元为主，调理肺气为佐。

处方：①肺虚：太渊、肺俞、中府、太溪（补）。②肾虚：气海、肾俞、复溜（补），俞府、云门（泻）。

方义：虚则补其母，太渊是肺经输土，补本经之土以生金；肾为肺之子，太溪是肾经输土，补水中之土，润肺而生金。肺俞、中府为俞募配穴，补肺俞以利肺气，补中府以助呼吸，因而增强肺气，遏抑哮喘。复溜为水中之金，补母以生水。气海为气血之会，呼吸之根，补之以振阳气。肾为先天之本，补肾俞以培肾气而增强呼吸。俞府为肾经末穴，以肾司收纳，冲脉又交于肾经，至胸中而散，若下元空虚，收纳失司，则浊阴之气随冲脉上逆于胸，鼓动肺叶。故在补肾的同时，泻俞府以降冲逆之气，并泻云门开胸气，促进新陈代谢，以达止喘目的。

（二）实喘

证型：①风寒：多有发热恶寒，无汗，咳嗽痰鸣，气急，脉浮，苔白。②热痰：发作时，多胸部满闷，呼吸急促，声高气粗，痰多稠黄，不能平卧，脉滑数有力，苔黄厚。

治法：散风寒，泻痰火，利水饮为主；降气，清肺，利膈为佐。

处方：①外寒侵肺：大椎（补），曲池、合谷、鱼际（泻）。②痰火郁结：内关、鱼际、肩髃、曲池、合谷（泻），太溪（补）。③冲逆水饮：中脘（补），尺泽、列缺、内关、大椎（泻）。④上盛下虚：复溜、三阴交（补），列缺、内关、俞府、

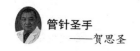
云门（泻）。⑤降逆定喘：巨骨、劳宫、三里、天突（泻），曲泽（出血）。⑥哮喘宜灸：膻中、俞府、天突、喘息穴（膈俞上方，压之感觉舒适）。

方义：外寒侵肺，首先散风寒，故补大椎以发表，泻曲池、合谷以清里而解热，针鱼际以泻金中之火，清燥救肺而止喘。痰火郁结，泻痰火，内关别走少阳三焦，泻之能清心胸郁热，使从水道下行；泻鱼际清火势以减金刑。补太溪，滋阴液以润肺燥；再泻肩髃、曲池、合谷以调理肺气，因大肠为肺之腑，宣之能清理肺热。又因外寒束肺，痰火郁结而引起冲逆水饮，气道壅塞作喘，则首先泻内关、大椎；通决渎之路以利水，水由三焦气化而下膀胱，再补中脘以助胃气，泻尺泽、列缺以逐肺中之水而降冲逆之气，实则泻其子，因之肺清喘止。此外，还有上盛下虚而喘逆者，则补复溜以温肾中之阳，升膀胱之气，使达于周身，肺主皮毛，外卫自实，则喘即止。再泻列缺逐肺中之水以利气，泻内关清心胸之热而利膈。临床上应针药并用，随症加减，辨证施治，方能获效。

八、妇女病

妇人之疾，除与男子有共病之外，因生理不同，还有经、带、胎、产等特殊疾患。妇人月经、胎孕、产育及哺育都是以血为用。《灵枢·五音五味》述："妇人之生有余于气，不足于血，以其数脱血也。"即指妇人其生理特点易于耗血，因此使机体常处于血分不足、气分偏盛的状态。这一特点是进行辨证论治的基础。

由于妇人以血为本，血生化于脾胃，统属于心，藏受于肝，与气相互为用，在气的推动下循环不已，源源不断，周流全身，营养机体。若气血或脏腑功能失调，必然在经、带、胎、产方面发生病变，所以治妇科病首须治血，兼以治气。然治血又必治心、脾、肝、肾诸脏（肾藏精、精血同源）。

针灸取穴，以三阴交配内关作为治疗妇女病的主穴（或称基础穴）。三阴交是脾经、肝经、肾经三条阴经的交会穴，既有健脾益气统血的作用，又有柔肝理气养血的功能，还可助肾滋阴生精，是调补肝、脾、肾三经，治疗血疾的要穴。内关属心包络手厥阴经，既是本经的络穴，又是八脉交会穴之一，由于心居上焦属阳，内含心气、心血，因此是治疗气血失调的要穴，泻必消阳养阴以益气，补可助阳补气以生血，与三阴交相配，则有沟通心肾、调和气血之功效。

（一）月经不调

月经不调是指月经周期、经量、经色等出现异常，多与冲脉、任脉，以及肝、脾等经相关，常见的有月经先期、月经后期、月经先后不定期。

主穴：内关、三阴交。

1. 月经先期

月经周期每月提前超过 7 天，甚至半个多月一行，连续两个周期以上者，称为"月经先期"。此病多由血热扰冲任致血海不宁，或气虚统摄无权或闭藏失职致冲任失固所致。血热妄行者，症见经期提前、色紫黏稠量多、身热心烦、口渴尿黄、脉滑数有力；治宜清热凉血；内关、三阴交用泻法，取关冲、中冲、少冲三穴点刺放血以清泄血热，热消则血行。肝郁血热者，症见经色深红、面色潮红、小便黄、舌干口燥；可配归来，泻行间、三阴交以清肝热凉血。脾弱气虚，统摄失权者，症见经期提前、色淡清稀量少、小腹空坠隐痛、脉虚弦或虚弱；治宜健脾补气养血；内关、三阴交用补法，再取膈俞、肝俞、脾俞、气海、关元用灸法以补气生血。

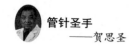

2. 月经后期

月经周期每月推后八九天，甚至四五十天一潮，连续两个周期以上者，称为"月经后期"。此病多由机体营血不足，血海空虚，不能按时满溢而致；或肾精不足，无精化血，冲任不盈，血海届时不满；或先天肾气不足，血海不能按时施泄所致。此外，亦有寒凝、气滞、痰阻致气血运行不畅，经脉迟滞，冲任受阻所致。虚证有血虚、脾虚、肾虚；实证有寒凝、气滞、痰阻。寒邪滞于胞宫，寒凝血阻者，症见经期错后，量多色暗，畏寒腹痛而拒按，治宜散寒温宫、化瘀行经；三阴交、内关用补法，另取大椎、曲池用补法以助阳祛寒，再取关元、水道用泻法以活血行散瘀滞。脾肾素虚，阳气不足，胞宫虚寒，生血不足者，症见经期滞后，量多色淡，腹部冷痛而喜按，治宜补阳养血，温经通胞；三阴交、内关用补法，另取气海、关元、肾俞先针后灸，温其脾肾胞宫，助阳补气，再取足三里、隐白用补法，调养脾胃气血生化之源。

3. 月经先后不定期

月经不按周期来潮，时而先期，时而后期，称为"月经先后无定期"。本病主要由于气血不调，冲任功能紊乱，以致血海蓄溢失常所致。本病主要与肝、肾关系密切。治疗时先针主穴，再配膈俞、肝俞、期门以疏肝理气，关元、归来、血海以调和气血。

月经不调先期多为血热，后期多为虚寒，不定期多为肝郁，但临证时还应结合经色、经量、经质等情况综合分析。经量过多为虚热，量少为化源不足；经色浅淡多为虚寒，色紫暗、质黏稠多热多实；质稀多虚多寒。配穴时，月经量少、血源不足的虚证以补法为主；月经过多、经期较长的，以升提摄血法治标为主；经色浅淡、形体虚寒的，用补法或灸法，以祛寒补虚为主；经色紫暗、经血瘀滞的，用平补平泻法或泻法，以活血化瘀为主。

（二）痛经

凡在经期或行经前后出现周期性小腹疼痛，或痛引腰骶，称为"痛经"。痛经可分为原发性和继发性两类。前者是指生殖器官无器质性病变的痛经，多见于青年妇女，又称为"功能性痛经"；后者是指由盆腔、生殖器的器质性病变（如炎症、妇科肿瘤、子宫内膜异位症等）引起的痛经，多见于育龄妇女。临床上分为经前痛、经期痛和经后痛。

主穴：关元、三阴交。

本病多因血瘀或寒凝胞宫，以致气机不畅，脉络阻滞不通所致；也有因内蕴湿热与血相结而阻滞胞宫，或素体虚弱或多产，或大病之后，损及肝肾，气血亏虚，胞脉失养，不荣则痛。

1. 经前或经期腹痛

临床常见小腹胀痛，刺痛拒按，经少不畅，血有瘀块，舌紫暗或有瘀点，脉弦或涩；或因受寒饮冷致小腹冷痛，或绞痛拒按，得热痛减，形寒肢冷，苔白腻，脉沉紧；或小腹灼痛拒按，痛连腰骶，经色暗红，紫稠有块，有热感，舌红，苔黄腻，脉滑数。先针主穴。瘀血较重的，配膈俞、血海活血化瘀；肝气瘀滞较重的，配膻中、气海、期门行气通经；寒凝较重的，关元、三阴交用补法，配大椎、曲池用补法以助阳祛寒。再取水道用泻法以活血行散瘀滞，湿热较重的配曲池、阳陵泉用泻法以清热除湿、祛瘀止痛。

2. 经后腹痛

常见小腹绵绵作痛，喜按，经淡量少质稀；头晕耳鸣，腰膝酸软，舌淡红，苔薄，脉细弦。本病多因气血不足，血海空虚，肝肾亏虚，胞失所养所致。先针主穴，再配天枢、归来、肾俞用补法，针后加灸，以补气养血、温经止痛。

临床上痛在经前、经期多属实，痛在经后多属虚。痛经除以

109

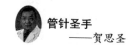
时间分虚实外，还应结合疼痛部位、性质等进行综合分析。疼痛剧烈多属实，隐隐作痛多属虚；少腹痛多为气滞，小腹痛多为血瘀，全腹痛多为气血不和；胀痛多为气滞，绞痛多为寒，刺痛多为瘀，掣痛多为热；拒按为实，喜按多为虚；等等。气滞血瘀、湿热的实证用泻法，气血不和用平补平泻法，虚寒多用补法和灸法。

（三）崩漏

不在行经期间阴道突然大量出血，或淋漓下血不断者，称为"崩漏"。一般突然出血，来势急，血量多的叫崩；淋漓下血，来势缓，血量少的叫漏。前者称为"崩中"，后者称为"漏下"。若经期延长达 2 周以上者，应属"崩漏"范畴，称为"经崩"或"经漏"。

崩与漏的出血情况虽不相同，但其发病机理是一致的，而且在疾病发展过程中常相互转化。如血崩日久，气血耗伤，可变成漏；久漏不止，病势日进，也能成崩。因此，临床上常常崩漏并称。正如《济生方》所说："崩漏之病，本乎一证，轻者谓之漏下，甚者谓之崩中。"本病属常见病，常因崩与漏交替，因果相干，致使病变缠绵难愈，成为妇科的疑难重症。

主穴：血海、隐白。

崩漏为病，虽与所有血证一样，可概括为虚、热、瘀的机理，但由于脏腑相生相克，脏腑、气血、经络密切相关，又因病程日久、易于反复，故崩漏的发生发展常气血同病，多脏受累，因果相干。无论病起何脏，"四脏相移，必归脾肾""五脏之伤，穷必及肾"。无论何因导致崩漏，由于失血耗气伤阴，离经之血为瘀，均可不同程度地存在夹瘀病机。崩漏病因病机，虽有在脏在经、在气在血之不同，然其病本在肾，病位在冲任胞宫，变化在气血，表现为子宫藏泻无度，可归结为肾－天癸－冲任－胞宫轴的严重失调。

1. 肝不藏血

临床症见月经过多，或突然崩漏不止，夹有血块，血色深红，烦热口渴，舌红苔黄，脉数。本病多因肝气郁结化热，藏血失职，热迫血行；或暴怒伤肝，肝不藏血所致。先针主穴，配行间、大敦用泻法。四穴合用，清热宁血，澄源止崩。

2. 脾不统血

脾弱气虚，统摄失权，经期提前，色淡清稀量少，经期已过仍淋漓不止，体乏倦怠，小腹空坠隐痛，脉虚弦或虚弱。治宜健脾补气养血。先针主穴，再取膈俞、肝俞、脾俞、气海、关元，用灸法以补气生血。

3. 气不摄血

临床症见下血过多，动则大下，神志昏沉，头仰则晕，胸闷泛恶，脉微欲绝。此为气虚血失统养，气血两脱的危象。先针主穴，再配人中、内关、中冲用补法，百会、大敦用灸法。内关、中冲能强心；人中、百会能提气摄血；血海、大敦、隐白能止崩醒神。此外，可配合《景岳全书》六味回阳汤（人参、熟附子、炮姜、炙甘草、熟地黄、当归）以回阳救逆。

4. 冲任虚寒

临床症见经血绵绵不止，色淡或暗，少腹寒凉，腰痛疲乏，舌淡苔白，脉沉细弱。此多因劳伤过度，脾肾两虚，冲任气虚，不能制约经血所致。先针主穴，再配关元、归来、肾俞、上髎、次髎，先针后灸，温补冲任，培元固本。

崩漏者，急则治其标，以止血为主，称之塞流；缓则治其本，以清热凉血为主，谓之澄源；下血势已缓，以补血养血为主，名为固本。临床上针对复杂症状应针药并用，危重症状应中西医结合治疗。

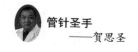
（四）带下

带下的量明显增多，色、质、气味发生异常，或伴全身、局部症状者，称为"带下病"，又称"下白物""流秽物"。带下病以带下增多为主要症状，临床必须辨证与辨病相结合进行诊治。西医妇科疾病如阴道炎、宫颈炎、盆腔炎及肿瘤等均可见带下量多，应明确诊断后，按带下病辨证施治。必要时，应进行妇科检查及排癌检查，以免贻误病情。

本病主要病因是湿邪，如《傅青主女科》说："夫带下俱是湿症。"湿有内外之别。外湿指外感之湿邪：如经期涉水淋雨，感受寒湿；或产后胞脉空虚，摄生不洁，湿毒邪气乘虚内侵胞宫，以致任脉损伤，带脉失约，引起带下病。内湿的产生与脏腑气血功能失调有密切的关系：脾虚运化失职，水湿内停，下注任带；肾阳不足，气化失常，水湿内停，又关门不固，精液下滑；素体阴虚，感受湿热之邪，伤及任带。总之，带下病系湿邪为患，而脾肾功能失常又是发病的内在条件；病位主要在前阴、胞宫；任脉损伤，带脉失约是带下病的核心机理。

主穴：带脉、三阴交。带脉属奇经八脉之一，带脉统摄一身无形之水，故带脉穴为治疗带下的重要穴位。患者应侧卧取穴，直刺，使针感放射到小腹，可配合三阴交统摄三阴经之气血、利湿止带。

白带：带下色白，清冷稀薄，淋漓不断，头晕耳鸣，精神疲倦，胃寒肢冷，小腹冷感，小便频数，舌淡苔白，脉沉细或缓弱。此多因脾肾阳虚，运化失职，湿邪下注所致。先针主穴，配关元、阴陵泉、隐白、肾俞、上髎，用补法，针后加灸。关元、上髎、肾俞温肾固元而止带；阴陵泉、隐白健脾渗水湿。

黄带：带下色黄黏稠，气味腥臭；伴阴部瘙痒，胸闷心烦，口渴咽干，舌红苔黄腻，脉濡数。此多因湿热蕴积，损伤任带二脉；或脾湿下注，久而化热，湿热蕴结所致。先针主穴，再配隐白、气海、曲池、阳陵泉用泻法。带脉、曲池、阳陵泉清热止带；气海、三阴交、隐白健脾利湿。

赤白带：带下赤白夹杂，腰膝酸软，头晕耳鸣，失眠多梦，舌红少苔或苔黄，脉细数。此多因肾阴不足，相火偏旺，损伤血络，复感湿邪，伤及任带二脉。先针主穴，配气海、关元、太溪、上髎，用补法。带脉、关元固任止带；气海补气摄精；上髎固精利湿；太溪滋肾阴以降相火；三阴交调补三阴经气血。

（五）缺乳

哺乳期间产妇乳汁甚少或全无，称为"缺乳"，亦称"乳汁不行"或"乳汁不足"。乳汁为气血所化，乳汁的分泌主要与胃、肝有关，乳房属胃，乳头属肝。乳汁的正常泌出，需要胃气旺盛、肝气条达、气机流通。本病多因气血虚弱，肝郁气滞引起。

主穴：膻中、少泽。乳汁乃冲任气血所化，故取任脉经气之会穴膻中；少泽是手太阳小肠经的经穴，是增加乳汁分泌的经验穴。

气血虚弱：产后乳少，甚或全无，乳汁清稀，乳房柔软，无胀满感，神倦食少，面色无华，舌淡，苔少，脉细弱。此多因脾胃素虚，气血化源不足，或分娩失血过多，气随血耗所致。先针主穴，再配膺窗、乳根、中脘、足三里、三阴交用补法。乳房为足阳明胃经所过，配膺窗、乳根疏通局部气血；中脘、三阴交、足三里健脾胃以生化气血。

肝气郁滞：产后乳汁涩少，浓稠，或乳汁不下，乳房胀硬疼痛，情志抑郁，胸胁胀闷，食欲不振，或身有微热，舌质正常，苔薄黄，脉弦细或弦数。此多因情志不舒，肝气郁结，气机不畅，乳脉瘀滞，致令乳汁不得出而乳汁涩少。先针主穴，配膺窗、乳根、期门、肝俞、阿是穴，用平补平泻法。膺窗、乳根助膻中、少泽以活络通乳，期门、肝俞疏肝理气，阿是穴散结化瘀。

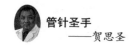
九、骨伤科病

骨伤科疾病涵盖广泛，本文仅叙述针灸科门诊常见病，如颈椎病、腰椎间盘突出症、膝骨关节炎、扭伤等。

（一）颈椎病

颈椎病是指颈椎间盘退变及颈椎骨质增生，刺激或压迫邻近的脊髓、神经根、血管及交感神经，引起颈、肩、上肢一系列复杂病变的综合征，称为"颈椎综合征"，简称"颈椎病"。其主要表现为颈部不适及肩背疼痛、感觉异常、上肢麻木和（或）乏力、头晕、耳鸣、恶心、猝倒等。本病好发于 30 ~ 60 岁的中老年人，尤其多见于长期低头或伏案工作的人群，无性别差异，并有年轻化趋势。本病好发部位在第 4 ~ 5 颈椎、第 5 ~ 6 颈椎、第6 ~ 7 颈椎。

目前一般将颈椎病分为颈型、神经根型、脊髓型、椎动脉型、交感型和混合型 6 型。颈椎病的发病机制尚不清楚，但一般认为颈椎长期受风寒、慢性劳损、创伤及轻微外伤、反复落枕、坐姿不当、退行性变、先天性畸形等，是发病的重要原因。

本病属于中医学的"项痹病""项筋急""项肩痛""眩晕"等范畴。中医学认为，本病是由于长期低头工作，使颈部劳损，或外伤，或由于肝肾不足，气血两亏，出现气血瘀阻，经脉痹塞不通所致。

主穴：风池、天柱、大椎、肩中俞、肩外俞、肩髃、曲池、后溪、阿是穴。风池、天柱可祛风散寒，疏通少阳经和太阳经经气；大椎是手、足三阳经与督脉的会穴，纯阳主表，善于疏解外感之邪，又可疏通一身诸阳之经；阿是穴、肩中俞、肩外俞可疏通局部气血，为循经取穴；肩髃穴助阳益气，疏通经络，调和气血，再佐以走而不守、善于传导、疏通气血的曲池穴，以加强疏风散寒、通经止痛的作用；后溪穴最早出自《灵枢·本输》，是手太阳小肠经的输穴，为八脉交会穴，通于督脉，具有清热利湿、宁心安神、通血活络的功效，是治疗颈肩疼痛、肘臂疼痛、急性腰扭伤的特效穴位。

（二）腰椎间盘突出症

腰椎间盘突出症是腰椎间盘发生退行性病变后，在外力作用下，纤维环破裂，髓核突出刺激或压迫神经根、血管或脊髓等组织引起腰痛，并且伴有坐骨神经放射性疼痛等症状的一种病变，又称"腰椎间盘纤维环破裂髓核突出症"。

腰椎间盘突出症属于中医学"腰痛""腰痹病"的范畴，多因风寒湿邪、跌仆损伤或肾气不足所致。病位在腰，基本病机是腰部经络气血凝滞，筋骨不利，或肾精亏虚，腰部失于濡养、温煦。

主穴：腰阳关、命门、肾俞、大肠俞、环跳、委中、阳陵泉。本病多发生在 L4～L5 和 L5～S1，腰痛常局限于腰骶附近，病变棘突可有压痛，并向患侧下肢放射。命门、腰阳关可祛风除湿，温经通络；肾俞、大肠俞能疏通腰部筋脉，柔筋壮骨；环跳具有疏通经络、宣散风寒湿邪、理气调血的作用，再配筋会阳陵泉可改善下肢放射痛；膀胱经在背腰部的循行，从肩胛部则分为两支，通过臀部和大腿部又在膝腘窝中会合，这个会合点即是委中，也是足太阳膀胱经的合穴，它有上通下达的作用，所以腰背、下肢的疾病都善取委中，有"腰背委中求"之说。

如腰痛伴股四头肌、大腿前侧疼痛，为 L1 椎间盘突出，属足阳明经证，可加伏兔；腰痛伴外阴、大腿内侧疼痛，为 L2 椎间盘突出，属足厥阴、太阴经证，可加照海；腰痛伴小腿至足踝酸麻痛，为 L5 椎间盘突出，属于足少阳经证，可配昆仑、悬钟。

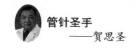
（三）坐骨神经痛

坐骨神经痛是指多种病因所致的坐骨神经通路的病损，以腰、臀、大腿后侧、小腿后外侧及足外侧疼痛为主要特点的综合征。本病多见于感染性疾病、脊柱肿瘤、腰椎间盘突出症、骨盆病变、腰骶软组织劳损及部分内科疾病。通常分为根性坐骨神经痛和干性坐骨神经痛两种，临床上以根性坐骨神经痛多见。

坐骨神经痛属于中医学"坐骨风""退股风""腰腿痛"等范畴，其发生常与感受外邪、跌仆闪挫有关。病位主要在足太阳经、足少阳经和经筋。感受风寒湿邪，痹阻经脉，或腰部跌仆闪挫，损伤筋脉，致经络不通，气血瘀滞，均可导致本病。

主穴：秩边、阿是穴。秩边以针感沿腰腿部足太阳经向下传导为得气，但不宜多次重复，以免刺伤神经干。

疼痛以下肢后侧为主的足太阳经证，可加委中、承山、昆仑；疼痛以下肢外侧为主的足少阳经证，可加环跳、阳陵泉、悬钟；劳损所致（有扭伤、跌打损伤史或者肌肉萎缩，或有疲劳甚至遗精者），可配肾俞、命门、关元俞。

（四）膝骨关节炎

膝骨关节炎是一种慢性进行性骨关节软骨的退行性病变，以膝关节反复发作性疼痛和逐渐出现活动障碍为主要表现，又称"膝关节退行性关节炎"。其主要病理变化是关节软骨面的退行性变和继发性的骨质增生、滑膜炎症、关节囊牵张、附近韧带及腱组织受到刺激等。

本病属于中医学"膝痹病"范畴，肝肾亏虚是根本，风寒湿邪是外因，瘀血是病变过程中的病理产物。本病病位在骨与筋。

主穴：阳陵泉、阴陵泉、犊鼻、委中。

诸穴均为近部选穴，疏通膝部筋脉，柔筋壮骨止痛。阳陵泉为筋之会，有强筋壮骨之效。针刺犊鼻穴时，应取坐位或仰卧位，膝关节屈曲90°。此外，根据患者膝关节疼痛部位的不同，可加血海、梁丘、膝阳关等穴。

（五）肩关节周围炎

肩关节周围炎是指以肩部酸重疼痛、肩关节活动不利为主要表现的病证，多发于50岁左右的成人，故俗称"五十肩"。本病与体虚、劳损、风寒侵袭肩部等因素有关。病位在肩部经筋，与手三阳、手太阴经密切相关。手三阳经及手太阴经分别循行于肩前、肩外、肩后和肩内侧，肩部感受风寒，气血痹阻，或劳作过度、外伤，损及筋脉，或气血不足，筋脉失养，皆可使肩部经络不通或筋肉失于气血温煦和濡养而出现疼痛。

主穴：肩髃、肩髎、肩贞、阿是穴、条口透承山。肩髃、肩髎、肩贞可疏通局部气血，活血祛风止痛。条口透承山为临床经验效穴，可疏导太阳、阳明两经气血，通经止痛。

肩髃有压痛，上举困难，配曲池、巨骨；天宗有压痛，内收困难，配天宗、后溪、申脉。肩髎除有压痛外，还有外展困难，配臑俞、外关、阳陵泉透阴陵泉；后伸困难，配尺泽、阴陵泉。以上配穴，针刺时应先针上肢穴位，再针下肢穴位。针下肢穴位时，嘱患者做上举、外展、内收等运动，以锻炼患肩，提高疗效。

（六）腱鞘炎

腱鞘炎系因肌腱在腱鞘内较长时间过度摩擦或反复损伤后，滑膜出现水肿、渗出、增厚等炎性变化，引起腱鞘管壁增厚、粘连或狭窄的病证。本病属于中医学"筋痹"范畴，常因慢性劳损导致，病位在筋，属经筋病，多因闪扭劳损，或感受风、寒、湿邪稽留于肌肤筋肉之间，经络气血凝涩不通，使经筋受损所致。

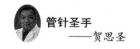
发于桡骨茎突腕背者，为阳明经筋伤；发于屈指肌腱者，为手三阴经筋伤。

主穴：阿是穴围刺。

发于腕背部，配曲池、外关、阳溪、合谷；发于屈指肌腱，配四缝等穴。

（七）扭伤

扭伤是指四肢关节或躯体的软组织损伤，临床表现为局部肿胀疼痛、关节活动障碍等。本病多发于腰、踝、膝、腕、肘、髋等部位。此多因剧烈运动或负重不当、跌仆闪挫、牵拉及过度扭转等引起筋脉及关节损伤，气血壅滞局部，经气运行受阻所致。其病位在经筋；基本病机是筋脉及关节韧带损伤，气血壅滞，经气受阻。

主穴：阿是穴、局部腧穴。

颈项部：风池、天柱。

肩部：肩髃、曲池。

肘部：曲池、小海。

腕部：阳溪、外关。

腰背部：肝俞、肾俞。

腿膝部：血海、膝眼、膝阳关。

踝部：申脉、解溪、悬钟。

如急性腰扭伤，可配水沟和后溪；足太阳经筋病，配昆仑或后溪；手阳明经筋病，配手三里或三间。扭伤多为关节伤筋，属经筋病，"在筋守筋"，局部腧穴可疏通经络，宣散壅滞，并配合循经远部取穴，加强疏导本经气血的作用，达到通则不痛的效果。

十、皮肤科病

针灸在皮肤科病的治疗中有一定的优势，临床上除内服、外用中药外，配合针灸治疗可达到事半功倍的效果。

（一）瘾疹

瘾疹是以皮肤异常瘙痒，并时隐时现、成片团为特征的过敏性皮肤疾病，又称为"风疹"。瘾疹的发生与禀赋不耐、风邪侵袭、食用鱼虾荤腥食物等因素有关。本病病位在肌肤腠理。腠理不固，风邪入侵，或因体质素虚，食用鱼虾荤腥食物，致胃肠积热，复感风邪，均可使邪郁腠理而发病。基本病机是营卫失和，邪郁腠理。本病相当于西医的急慢性荨麻疹。

主穴：曲池、合谷、血海、风池、膈俞、三阴交。曲池、合谷属手阳明经穴，与肺经相表里，可通经络、行气血、疏风清热；风池可疏散风邪；血海配膈俞，用意在"治风先治血，血行风自灭"；三阴交属足太阴经，乃足三阴之交会穴，可养血活血、润燥祛风止痒。

治疗时用毫针泻法，并在膈俞刺络放血，可与肺俞交替放血。针灸治疗急性瘾疹者，效果立竿见影；但对慢性瘾疹者，仍应配合中药内服、外敷等综合治疗，方能取得满意的疗效。治疗期间应避免接触过敏原，并忌饮酒，禁食鱼虾、咖啡以及辛辣刺激性食物。

（二）蛇串疮

蛇串疮是以皮肤上出现成簇水疱，呈带状分布，并伴有烧灼样疼痛为特征的一种急性疱疹性皮肤病，又称"蛇丹""蜘蛛疮""缠腰龙"等。本病相当于西医的带状疱疹。本病病位在肌肤，

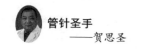
主要与肝、脾相关。此多由情志内伤，肝经郁热，热溢皮肤；或脾虚生湿，感染毒邪，湿热火毒蕴结肌肤而成。年老体弱者，常因血虚肝旺，气血凝滞，而致疼痛剧烈，病程迁延。

主穴：局部取穴斩龙头、截龙尾，点刺两排以上出血。曲池、血海、三阴交用泻法。

配穴：病在肝胆经，配行间、阳陵泉；病在脾胃经，配足三里、三阴交；病在三焦经，配外关。同时，根据疱疹部位，针相应夹脊穴。

针灸治疗本病有较好的效果，及时治疗可不留后遗神经痛，对于已经遗留的后遗神经痛也有较好的止痛效果。如疱疹发于阳经多数易治，不易遗留神经痛；发于阴经如手少阴心经、足少阴肾经多难治，容易遗留神经痛；发于头面部者，要及时治疗，避免病毒侵犯面神经。如已经侵犯面神经而导致面瘫或三叉神经痛时，应加面部穴位。带状疱疹疼痛剧烈，甚至夜不能寐，在临床治疗时应根据辨证配合中药内服及外用，尽量减轻患者痛苦，必要时可服用止痛药。若疱疹处皮损严重，应注意避免感染。

（三）斑秃

斑秃是一种突发的头部斑状脱发的病证，严重者可致头发全部脱落，又称"油风"，俗称"鬼剃头"。任何年龄均可发生。斑秃属于中医学"头风"范畴。其发生常与肝肾不足、脾胃虚弱、情志不遂、思虑太过等因素有关。本病病位在头部皮毛，与肝、肾关系密切。

主穴：阿是穴（脱发区）、风池、膈俞。阿是穴围刺并用梅花针叩刺可疏导局部经气，促进新发生长；风池为足少阳与阳维脉交会穴，可疏通患部气血，疏散风邪；膈俞为血会，善治一切血证。

肝肾不足，配肝俞、肾俞、太溪；血虚生风，配血海、足三里；气滞血瘀，配合谷、太冲。

中医学认为，头发是气血化生，肾经所主，所以有"发为血之余""肾藏精，其华在发"等说法。因肝藏血，肾藏精，肝肾不足，则精血不充；或由于过度劳累，心脾两虚，导致气血亏虚。血虚不能荣养皮肤，以致毛孔开张，风邪乘虚而入，血燥风盛，发失濡养而致。或情志不遂，肝气郁结，气滞血瘀，毛发失养；或因内热盛，损伤阴血，风热上达颠顶而发落。精神因素是斑秃发病的一个重要因素，不少病例发病前有焦虑、悲伤、精神紧张和过度劳累、睡眠不足等现象。在病程中，这些精神症状往往会加剧，使病情更重。所以在治疗本病时，应兼顾治疗失眠、焦虑等兼症，可配百会、内关、神门、照海等穴位，或配合一些疏肝解郁的汤药以调理患者的情志和睡眠，并多和患者沟通，缓解对本病的忧虑。

（四）痤疮

痤疮是毛囊及皮脂腺的一种慢性炎症性皮肤病，表现为皮肤丘疹、脓疱、结节、囊肿、黑头粉刺等，青春期多见，俗称"青春痘"。此与遗传、免疫、内分泌紊乱、精神、饮食、胃肠、环境、化妆品使用等因素相关，青春期后大多自然痊愈或减轻。中医称之为"肺风""粉刺"。本病病位在肌肤腠理，与肺、胃、肝关系密切，与先天禀赋、过食辛辣厚味、冲任不调等因素有关。肺经风热，熏蒸肌肤，或食辛辣油腻，脾胃湿热蕴积，侵蚀肌肤，或冲任不调，肌肤疏泄功能失调，均可发生痤疮。基本病机是毒热郁蒸肌肤。

主穴：局部阿是穴、风池、大椎、曲池、合谷、内庭。风池可疏散风邪；大椎为督脉与三阳经交会穴，可透达诸阳经郁热；局部阿是穴围刺可疏通局部气血，使肌肤疏泄功能得以调畅；手足阳明经均循行于面，手阳明经又与肺经相表里，肺主皮毛，故

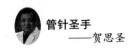
取合谷、曲池、内庭清阳明邪热。

肺经风热，可在肺俞、大椎交替刺络放血；脾胃湿热，配天枢、阴陵泉；冲任不调，配血海、三阴交。

针灸对痤疮疗效较好，可同时配合中药内服及外敷，女性患者应仔细询问月经、白带等情况。如兼有月经不调、带下等症状者，应标本兼顾，同时治疗，痤疮才能痊愈不复发。在治疗期间，应向患者宣教正确的饮食习惯和生活习惯，疗程中忌食辛辣油腻之品，多食新鲜蔬菜水果，保持充足睡眠与大便通畅。严禁用手挤压痤疮，避免留下瘢痕痘印。

十一、小儿疳积病

疳积包括食积和疳证，是儿科四大病证之一，多发于 1～5 岁幼儿。它是一组比较复杂的症候群，包括消化不良、营养不良、维生素缺乏症、肠寄生虫症、慢性感染及结核病等多种疾病。

1. 病因病机

小儿饮食失节，喂养不当而成伤食证。伤食迁延不治而成食积，治之不当，则成疳证。由此可见，食积是疳证的前奏，疳证是食积发展的后果。大人成痨小儿疳，乳伤脾胃是根源，甘肥失节生积热，气血津液被熬煎。

2. 症状特点

根据病程的长短及症状的表现，本病可分为轻、中、重三度：①轻度：不思饮食，腹胀，时有腹痛，面色无华，喜伏卧，爱哭闹，便稍干，指纹色暗，舌淡苔白；②中度：厌食伴哭闹，面色萎黄，毛发干枯，形体消瘦，腹胀肚大，青筋暴露，性情急躁，便干或稀，寐差不实，心烦盗汗，手足心热，指纹呈紫蓝色，舌苔干；③重度：惧食，食后腹胀痛不舒，喜食异物，面色晦暗，精神不振，目光无神，哭声无力，腹部凹陷，四肢不温，潮热盗汗，睡时露睛，大便溏泄，有酸臭气味，尿如米泔，唇舌色淡，指纹色淡。

3. 治法

健脾和胃，开积解郁。

4. 治疗

（1）轻度：疳积刺四缝（挤出少许黏液带血），配穴中脘（平补平泻，快刺不留针）以健胃。

（2）中度：疳积刺四缝（挤出白色黏液量多），配穴中脘、足三里（平补平泻，快刺不留针）以健脾养胃。

（3）重度：疳积刺四缝（挤出黄白色黏液），配穴身柱（平补平泻）、足三里、三阴交（补）以健脾和胃、养血解郁。

5. 方义

刺四缝，能治小儿疳积，是因为乳伤脾胃，传邪于肠，水谷精微灌溉不畅，而由肠壁回流的淋巴液里含有较多的养料（脂肪），积滞不消，妨碍淋巴循环，致末梢动脉毛细血管渗出的间组织液不能由淋巴毛细管吸收渗入淋巴管进行回流。四缝穴在两手指中节横纹中央，为淋巴交通之要道，今淋巴液因循环不畅而凝固，阻碍新陈代谢，遂引起消化不良，日久成疳，挑四缝挤出黄白黏液，排除障碍，使有空隙，则使淋巴液流动，一通百通，气血流畅，再配以身柱以解郁气。考日本针灸学，谓身柱穴是小儿一切之疾患的主治穴，俗利智利毛，谓能散身体之郁气。再配以足三里、三阴交健脾和胃，阴平阳秘，胃肠乃复。经云："胃满则肠虚，肠满则胃虚，更满更虚，故气得上下，五脏安定，血脉和利，精神乃居。故神者水谷之精气也。"这说明了"消化好，诸病无"的道理。

疳积针刺，隔1~2日治疗1次，3次为1个疗程。停针后，还应从生活营养上进行调理，对患儿生活，饮食必须严格管理，只有不吃生冷、不吃零食、不吃油炸不洁食物、按时睡眠，才能收效。

第四章
医案精选

　　本章精选贺思圣教授行医近60年的临证部分医案，有些医案是贺老亲自记录，还有些是侍诊弟子记录，并整理成文。医案虽有长短，但内容丰富、翔实，对临床有一定参考价值。

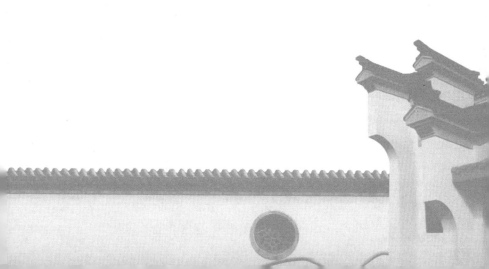

一、感冒

刘某，女，46岁。

主诉：两日前，因受寒后自觉身痛、头痛、鼻塞流涕、无汗恶寒、肢体酸痛。舌淡红苔薄白。脉浮紧。

辨证：风寒束表。

治法：发汗解表，散风通络。

取穴：风池、天柱（平补平泻），大椎（泻），曲池、合谷、列缺（泻）。

针1次后，患者自觉周身酸痛的症状明显缓解，鼻塞减轻。两天后，复诊已无明显不适。

按：感冒是指感受风邪或时行疫毒，以致卫表失和，肺失宣肃的常见外感疾病。其主要症状包括头痛、身痛，鼻塞流涕，恶寒发热等。临床上应首先分清风寒、风热证。风寒证，恶寒重发热轻，无汗，鼻流清涕，口不渴，舌苔薄白，脉浮或浮紧；风热证，发热重恶寒轻，有汗，鼻流浊涕，口渴，舌苔薄黄，脉浮数。

本例证系感受风寒之邪，肺卫失宣而发病。治以发汗解表，散风通络。大椎为手足三阳、督脉之会，纯阳主表，故凡外感六淫在于表的皆能疏解，因其无汗恶寒，故补之以发表。佐以曲池、合谷，以阳从阳，助大椎而斡旋营卫，泄热散风，清里以达表。取天柱、风池平补平泻，以疏解表邪而止头痛。因天柱为太阳经之穴，太阳六经侯气为寒水；风池为少阳经之穴，少阳六经从化为相火。二穴相配，能调整水火既济以祛寒热而止头痛。列缺为太阴经之络，泻之以宣肺气而止咳嗽。

外感症状繁杂多变，应兼而治之。如邪在于经，头项强痛，加风池透风府；热甚而心烦溺赤，加内关；谵语便秘胃家实，加丰隆、三里；胁痛呕吐见少阳证，加支沟、阳陵泉；伤风鼻塞，

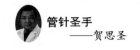
加上星、上迎香；头痛加太阳；咽痛加少商出血。

对于感冒的治疗，现临床中成药很多，一定要分清风寒、风热、内伤及时疫感冒。时疫感冒往往症状复杂，中成药治疗效果不佳者，应辨证施治。

二、咳嗽

案1：张某，女，42岁。

主诉：两个月前感冒发热，自服抗生素后发热解，遗留咳嗽至今，干咳无痰，咽痒，五心烦热，寐差。舌红苔薄白，脉细数。糖尿病史1年。

辨证：阴虚燥咳。

治法：养阴清肺，润燥止咳。

取穴：肺俞、太渊、太溪（补），鱼际（泻）。

方药：养阴清肺汤加减。大生地30g，玄参24g，麦冬18g，牡丹皮12g，川贝母12g，杭芍12g，薄荷6g，甘草6g。7剂，水煎服。

针1次，咽痒轻，隔日针，1周后症状消失痊愈。

按：咳嗽是呼吸系统疾患的主要症状之一。有声曰咳，有痰曰嗽，咳由气逆责之于肺，嗽因痰壅责之于胃。引起咳嗽的病因较多，例如：外感六淫之邪；素体肺脏虚弱，阴伤气耗；脾虚失运，痰浊内生；肝郁化火，肝火犯肺等。关于咳嗽的治疗，应先分清虚实，外感咳嗽治以祛邪利肺，内伤咳嗽则以祛邪扶正、标本兼顾为原则。

本例为患者因咳嗽日久，肺气虚损，阴虚燥咳，属于内伤咳嗽。治以养阴清肺、润燥止咳。需补肺以壮肺气，故补太渊以培土，虚则补其母。肺俞有调肺气、止咳喘、补虚劳的作用，太渊、太溪为肺经和肾经原穴，《灵枢》说："五脏六腑之有疾者，皆取其原。"三穴用补法，补益肺肾之阴；火燥熏蒸，津液枯干而成虚痨咳嗽，泻鱼际以降火，共同达到润燥止咳的效果。

中药治疗以生地黄甘寒入肾，滋阴壮水，清热凉血；玄参滋阴降火，解毒利咽；麦冬养阴清肺；佐以牡丹皮清热凉血，散瘀消肿；白芍敛阴和营泄热；川贝母清热润肺，化痰散结；少量薄荷辛凉散邪，清热利咽；生甘草清热解毒利咽，并调和诸药。

案2：李某，男，16岁。

主诉：发热、咳嗽1日，咯黄痰，咽痛，喜冷饮，便干溲黄。舌红苔黄，脉浮数。

辨证：风热咳嗽。

治则：清热解表，宣肺止咳。

取穴：大椎、曲池、合谷、鱼际（泻），大椎（刺出血）。

方药：桑菊饮加杏仁9g，全瓜蒌15g，熟大黄9g，3剂，水煎服。

针1次后，热退咳轻。嘱回家后按时服药，药尽咳退。

按：该患者为风热闭肺、肺失宣肃，属于外感咳嗽范畴。方中大椎点刺出血，发汗退热；鱼际为肺经荣穴，"荣主身热"，合谷、曲池为手阳明原穴和合穴，三穴用泻法，清热解表、宣肺止咳。针1次后，热退咳轻。

此外，临床上咳嗽常常传变多端。若咳嗽饮停于肺者，泻大椎以调太阳之气，泻内关以行气化湿，泻列缺以利肺气而逐肺中之水。若冲气上逆，泻俞府以降冲气理肾之源，泻云门以开胸降气、导痰理肺，泻巨骨降气挫逆。临证加减，灵活运用。

三、呃逆

孙某，男，67岁。

主诉：胃癌术后10年。两天前受寒，出现呃逆不止，夜不

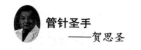
得寐。素纳少，喜热饮，便溏，形体消瘦，面色萎黄。舌瘦，苔薄，脉细。

辨证：胃气上逆，脾阳不足。

治法：温阳和胃，降逆平呃。

取穴：攒竹、膻中（平补平泻），中脘、天突（先泻后补），灸足三里、神阙。

针1次后，呃逆明显减轻，夜间可眠，5次痊愈。1年后因受寒再作，同前治疗后痊愈。嘱其注意保暖，节制饮食，调畅情志，常灸足三里、神阙。

按：呃逆以喉间呃呃连声，声短而频，患者不能自制为主症。呃逆的发生多因饮食不节、情志不遂、脾胃虚弱等使胃气上逆动膈而致。西医谓之"膈肌痉挛"，中医称之"呃逆"，轻症偶发不治而自愈，重症可数月不止。临床上应注意辨寒热虚实：胃脘不舒，得热则减，遇寒则甚，舌苔白滑，脉迟缓，多为寒证；呃声洪亮，声高短促，口臭烦渴，便秘溲赤，舌苔黄厚，脉滑数，多为热证；呃声时断时续，气出无力，脉虚弱者，多为虚证；呃逆初起，声频有力，连续发作，脉实者，多属实证。本病虽有寒热虚实之分，但治疗总原则为理气和胃、降逆止呃。

本例证系脾阳不足、胃气上逆，治以温阳和胃、降逆止呃。方中攒竹是膀胱经穴，足太阳膀胱经与膈、脾关系密切，故针刺攒竹可调整脏腑气机升降，降逆止呃；膻中是气之会穴，有宣通脏腑气机之力。二穴用泻法疏通气机，迫胃气下降，治疗呃逆有良效。中脘为八会穴之腑会、胃之募穴，调升降、和胃气；天突为阴维脉、任脉之会，宽胸利膈、宣肺降气。此二穴先泻后补。而艾灸足三里、神阙则温阳健脾，和胃降逆。

四、泄泻

案1：高某，女，29岁。

主诉：近日饮食不洁，突发腹胀、腹泻，泻量多，矢气，臭如败卵，泻后痛减。舌淡红，苔垢浊，脉滑数。

辨证：食滞肠胃。

治法：和胃化食，降浊行滞。

取穴：中脘（补），足三里、天枢（泻）。

针后腹痛减，未作腹泻。嘱患者清淡饮食1周，症状好转后节饮食，注意保暖。

案2：刀某，男，39岁。

主诉：大便稀已久，近日不可控制，次数多，日3～5次。平素喜冷饮、喜饮酒，多汗，四末凉。舌苔薄白，脉沉。

辨证：脾肾两伤，命门虚衰。

治法：温肾健脾，升阳止泻。

取穴：中脘、胃俞、章门、脾俞、天枢、大肠俞、肾俞、关元、足三里、三阴交（补）。

上穴均用补法，针10次后，大便成形，次数减少，基本痊愈。嘱患者忌冷饮，少饮酒。

按：泄泻是大便次数增多，粪质稀薄，甚则泻出水样便的证候。《内经》称本病为"鹜溏""飧泄""濡泄""洞泄""注下""后泄"等。泄泻多因感受外邪、饮食不节、情志失调、脾胃虚弱、命门火衰等引起肠胃运化，传导功能失常，清浊不分。贺老认为，针灸治病如同药饵，需辨证论治，有的放矢。临床分六泻而治之。

（1）水泻：其泻如水样，来势急，肠鸣显著，脉濡或浮而无力。治宜利水行湿。取下脘用补法，健脾升清阳，助运利水湿；

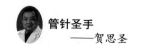
取天枢用泻法，通肠逐垢以降浊；取内关用泻法，通决渎之路而行水利湿；取下廉用泻法，以通肠渗湿止泻。

（2）寒泻：其泻直倾而下，便如鸭溏，清冷异常，肠鸣腹痛，脉沉迟。治宜温中燥湿。取中脘用补法，温中健脾；取足三里用泻法，以降浊导滞；取三阴交用补法，健脾祛湿；取神阙用大艾炷灸，以温散中焦寒湿之邪，灸至有胃温肠暖之感，其效则佳。

（3）食泻：其泻量多，粪如渣，臭如败卵，腹痛噫秽，舌苔垢浊，脉虚弦或滑数。治宜和胃化食，降浊行滞。取中脘用补法，健脾助阳升清；取足三里用泻法，和胃降浊导滞；取天枢用泻法，通肠逐垢，祛积推陈。

（4）暑泻：其症心烦口渴，发热汗出，少腹绞痛，腹痛即泻，泻下灼肛，便色黄褐不成形，其气秽臭。治宜清热利湿。首取委中针刺出血，使暑热秽浊之邪外泄；再取大椎、曲池、合谷三穴用泻法，清泄阳腑热邪；后取内关、上廉、三阴交用泻法，祛除脾经湿邪。热消湿去，泄泻自愈，此乃"通因通用"之法。

（5）虚泻：表现为大便时溏时泻，胃脘不舒，疼痛隐隐，神疲倦怠，反复发作，长期不愈。治宜健脾理气，养胃止泻。取胃的募穴中脘、俞穴胃俞，脾的募穴章门、俞穴脾俞，大肠的募穴天枢、俞穴大肠俞，均用补法。六穴相配，俞募相合，疏通中州，补益脾胃，鼓舞中气，升提清阳。再取足三里用补法，以益胃气；取三阴交用补法，调补肝脾肾三经之阴。

（6）五更泻：若见黎明之际，脐下作痛而泻。泻后则安，轻症泻一二次，重症数次不止。此是"五更泄"，是阳气未复，阴气极盛，命门火衰，胃关不固而生泄泻。治法不仅应健脾益胃，更当温补命门。除用上穴外，再加肾俞、关元，用大艾炷灸，肾阳得复，泻方能止。

案1患者证为食滞肠胃，为"食泻"。治以和胃化食，降浊行滞。方中补中脘以理中焦、化湿滞，以升清为主；足三里为胃经合穴，"合主逆气而泄"，调和肠胃，以降浊为主。二穴合用，一升一降，升清降浊。天枢为大肠募穴，用泻法，消食导滞，调中和胃。

案2患者素日脾虚胃弱，脾气不能升发，中阳不升，水谷不化，运化无权而致，应为"虚泻"范畴。治宜温肾健脾，升阳止泻。方中取胃的募穴中脘、俞穴胃俞，脾的募穴章门、俞穴脾俞，大肠的募穴天枢、俞穴大肠俞，均用补法。六穴相配，俞募相合，疏通中州，补益脾胃，鼓舞中气，升提清阳。再取足三里用补法以益胃气，取三阴交用补法调补肝脾肾三经之阴。

五、水肿

齐某，女，79岁。

主诉：周身浮肿两年余，动则喘，乏力，纳呆，困倦嗜睡，有冠心病、肾功能不全史。舌胖边齿痕，苔腻，脉沉滑。

辨证：脾肾两虚，水湿内停。

治法：温补脾肾，化气行水。

取穴：脾俞、肾俞、气海、足三里、三阴交、复溜（补），灸水分、气海。

针2次后，患者浮肿减轻，喘轻，精神好转。继续治疗1个疗程（10次）后，肿退痊愈。

按：水肿是由于肺、脾、肾三脏水液输布功能失调，导致体内水液潴留，泛滥肌肤，以头面、眼睑、四肢、腹背，甚至全身浮肿为临床特征的病证。此多因风邪外袭，湿毒、水湿浸淫，或湿热内盛或正气内虚所致。临证时，应先辨阳水和阴水。阳水多先起于头面，由上而下，延及全身，或上半身肿甚，肿处皮肤绷急光亮，按之凹陷即起，常兼表、实、热证；阴水多先起于下

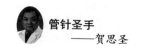
肢，由下而上，渐及全身，或腰以下肿甚，肿处皮肤松弛，按之
凹陷不易恢复，甚则按之如泥，常兼里、虚、寒证。治疗以"去
菀陈莝""开鬼门""洁净府"为原则，阳水以祛邪为主，阴水
以扶正助气化为治。

本例证系脾肾两虚、水湿内停，治以温补脾肾、化气行水。
以脾俞、足三里、三阴交健脾化湿，肾俞、气海温补肾阳、纳气
平喘。水分运脾土，利水湿；复溜为肾经母穴，滋肾利尿。二穴
合用，共消水肿。以上诸穴皆用补法。再灸水分、气海以增加其
化气行水作用。针2次后，浮肿与喘息减轻，10次后肿退。

六、耳鸣

案1：唐某，女，63岁。

主诉：耳鸣10余年。耳鸣如蝉，伴头晕，听力下降，失眠，
心烦，腰酸腿软。舌红苔薄，脉细数。

辨证：肝肾阴虚，虚火上扰。

治法：滋阴潜阳。

取穴：复溜、三阴交（补），天柱、大杼（平补平泻），后
溪、听宫、听会、液门（泻）。

针5次后，耳鸣减轻，失眠、心烦亦缓解。继续针1个疗程
（10次）后痊愈。

案2：梁某，男，36岁。

主诉：几日前与邻居吵架后突发耳聋，经服用扩血管药治疗
后，听力恢复，遗留耳鸣；伴头晕，口苦，胸闷，便干，面潮
红。舌苔黄，脉弦数。

辨证：肝胆郁热，风火上扰。

治法：清泻肝胆，疏风降逆。

取穴：合谷、外关、听会、翳风、风池、阳陵泉、太冲

（泻）。

针 1 次后，即感耳鸣减轻，头目清爽。隔日针 1 次，针 5 次后耳鸣消失，痊愈。

按： 耳鸣、耳聋是指听觉异常的两种症状。耳鸣以自觉耳内鸣响为主症，鸣声是多种多样的，或如风声，或如汽笛，或如蝉鸣，或如潮水，使人烦恼。耳聋则以听力减弱或丧失为主症，耳聋多是先有耳鸣而后听觉渐失，故《医学入门》有"耳鸣乃是聋之渐也"的记载，二者在病因病机上极为相似。

本症的发生可分为内因和外因。内因多由恼怒、惊恐、肝胆风火上逆，以致少阳经气闭阻；或因肾虚气滞，精气不能上达于耳而致。外因多为风邪侵袭，壅遏清窍；也有因突闻暴响，损伤耳窍所致。证候分为阴虚、气闭、肝火、痰火、气虚、风热等型，但不外虚实之分。

虚者多为内因肾精亏损或脾胃虚弱所致。耳为肾之窍，肾气通于耳，肾主精生髓，精气调和，肾气充足，则耳聪。肾虚精气不足，不能濡润空窍，就会阴气厥逆上乱于头，则头晕、耳鸣耳聋、咽干、寐差、心烦热盗汗、腰脊酸痛、足时无力、舌质红、苔薄干、脉细数。老年人精血皆虚，不能上乘，多有耳鸣耳聋现象。因此，《内经》有"人年五十，体重，耳目不聪明矣""精脱者耳聋""髓海不足则脑转耳鸣"之说。

实者多为外因所致，多见于性情暴躁或情志抑郁之人，暴怒则动肝火，久郁不解可导致气郁化火，肝胆风火循经上扰耳窍，则发生耳鸣耳聋。所以《内经》说"肝病气逆则耳聋不聪""少阳之厥则暴聋"。表现为肝阳偏亢，水不涵木，症见头胀晕痛、耳鸣、目眩、急躁易怒、口苦咽干、两胁常有胀痛、胸闷脘胀、大便干燥、小溲赤、脉浮弦、舌苔黄。

案 1 系肝肾阴虚，虚火上扰，治以滋阴潜阳。手太阳经"入耳中"，故取听宫、后溪用泻法；手、足少阳经"从耳后入耳中，

135

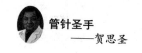
出走耳前",故取听会、液门用泻法,滋阴清热、开窍聪耳;复溜、三阴交用补法,滋补肝肾阴虚;大杼为手足太阳经交会穴,天柱为足太阳膀胱经穴,两穴平补平泻,清利头窍,疏通经络。针5次后耳鸣减轻,10次后痊愈。

　　案2系肝胆郁热,风火上扰。治以清泻肝胆,疏风降逆。方中外关为三焦经络穴,通阳维脉,风池为三焦经、胆经、阳维、阳跷之交会穴,合谷为手阳明大肠经原穴,三穴合用可疏风清热、通窍聪耳。翳风属三焦经,主调三焦气机;听会、阳陵泉属胆经,疏泄肝胆气机;太冲属肝经,清热泻火、镇肝潜阳。四穴合用,可清泻肝胆、开窍益聪。以上诸穴均用泻法,针1次后即感耳鸣减轻,5次后耳鸣消失。

七、鼻渊

　　沈某,女,36岁。

　　主诉:季节性打喷嚏、流涕3年。喷嚏、流涕不止,每于立秋前后发作,影响睡眠,鼻燥,眼痒,口干,大便干,小便调。舌尖红,舌淡边有齿痕,脉沉细。

　　辨证:燥邪伤肺,肺之郁火不宣,燥邪上干清窍。

　　治法:清肺泻火,通窍醒脑。

　　处方:天柱、风池、曲池、合谷、鱼际(泻),上星(先刺出血再针),二间、迎香、上迎香(泻)。

　　方药:苍耳子9g,辛夷6g,白芷9g,薄荷6g,生地黄30g,麦冬9g,茯苓12g,甘草6g,紫苏叶9g,葱白2寸。14剂,水煎服。

　　针1次后,患者即感鼻塞、眼痒立刻缓解,复诊诉鼻干好转,喷嚏、流涕次数减少。针4次后,夜间可安睡,又针4次后,仅晨起打几个喷嚏,后未复诊。

按：鼻渊是鼻腔常流涕不止的一种鼻病，因涕下不止，状如水泉，所以叫鼻渊。鼻渊有虚实之分：实证由火热引起者为多，如《素问·气厥论》说："胆移热于脑，则辛頞鼻渊。"胆热上升，冲入脑中，脑汁下渗，形成鼻渊。胆为中清之府，肾为藏精之处，精能生髓，脑为髓之海，三者精气相通，故胆邪可移热于脑。鼻为肺之窍，内通于脑，因胆移热于脑，脑得热毒之气不能久藏，从鼻窍而出，发为鼻渊。其急者，每因风寒袭肺，蕴而化热，则肺之郁火不宣，肺郁则气道不通；或感受风热，乃致肺气不宣，客邪上干清窍而致鼻塞流涕。风邪解后，郁热未清，酿为浊液，壅阻鼻窍，化为浓涕，反复发作，迁延难愈而成鼻渊。

肺为清窍之府，最恶于热，肺热则气必粗，液必上沸而结为涕，热甚则涕黄，热极则涕浊。鼻乃肺之门户，则涕必从鼻而出，故泻天柱、风池以清脑散寒祛风，遏胆腑之火；泻曲池、合谷以行气血、散头面之热，泻鱼际祛金中之火，泻上星以止衄，二间为金之子，金实则肺热，实则泻其子。再泻迎香、上迎香以通气，气通则鼻塞自开，流涕自止。若鼻渊鼻塞，首先清脑通气，脑为髓海，髓会绝骨，故泻绝骨以清脑，鼻渊则愈。禾髎、素髎、迎香通气于鼻，泻之通窒；更刺上迎香见眼中流泪，则呼吸通畅，嗅觉有味。故凡一切鼻症，刺上迎香配天柱、风池，立见效果。

方药用苍耳子散加减，方中苍耳子、薄荷入肝经，疏风清热；辛夷、白芷入肺经，通鼻窍；生地黄、麦冬滋阴润肺；佐以紫苏叶顺气宽中，甘草甘缓调和诸药。

八、心悸

案1：邓某，女，32岁。

主诉：心慌4年余。曾查心电图未见异常。产后两年，自觉

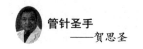

症状加重；伴健忘，脱发，心烦不眠，疲倦困乏，月经量少，错后。舌淡苔薄白，脉细。

辨证：阴血不足，心神不宁。

治法：补养心血，定心安神。

取穴：风池、天柱、内关、神门（平补平泻），三阴交（补），曲池、合谷（泻）。

针1次后，患者自觉心慌、心烦、疲乏减轻，睡眠有好转。继续隔日针1次，1个疗程（10次）后，患者痊愈。

案2：刘某，女，29岁。

主诉：在国外求学时不能适应环境，精神压力大而出现心烦失眠，情绪易波动，胸闷善叹息，忧愁烦恼。舌红苔薄白，脉弦。

辨证：肝气郁结，郁火扰心。

治法：疏肝理气，清心安神。

取穴：风池、天柱、内关、神门（平补平泻），肩髃、曲池、合谷、阳陵泉、太冲（泻）。

针3次后，患者失眠好转，胸闷、心烦明显减轻。隔日1次，继针2个疗程后痊愈。

按：心悸是指患者自觉心中剧烈跳动、惊慌不安，甚则不能自主的一种病证。心悸分为惊悸和怔忡两类：因惊恐、劳累而发，时作时止，不发时如常人，病情较轻者，为惊悸；终日悸动，稍劳尤甚，病情较重者，为怔忡。心悸是因禀赋不足、七情所伤、感受外邪等引起心神不宁，或心神失养、悸动不安。实证治以化痰、活血化瘀、重镇安神，虚证治以补益气血阴阳、养心安神为主。

案1患者属阴血不足，心神失养。治以补养心血，定心安神。案2患者属肝气郁结，郁火扰心。治以疏肝理气，清心安神。两案患者的主穴均为风池、天柱、内关、神门。《素问·举痛论》曰"惊则心无所依，神无所归"，故取风池、天柱醒脑调神，安神定志。神门为心经原穴，内关为心包经络穴，八脉交会穴之一，通阴维脉，二穴合用，清心火、安神定志。案1泻曲池、合谷，补三阴交，补养气血，养心安神。针10次后，心悸消失。案2加肩髃、曲池、合谷理气活血通络；阳陵泉、太冲疏肝理气，清泻肝火，皆用泻法。针2个疗程后，患者疾病痊愈。

九、阳痿

案1：杨某，男，36岁。

主诉：房事不能3月余。素日体健，性格内向，两年前因民事纠纷而耿耿于怀，忧郁、郁闷不能自拔。近年来性功能日渐衰落，勃起无力，举而不坚，最近3个多月已不能行房事。患者兼见烦闷，易疲劳，口苦纳差，舌苔薄白，两脉弦滑。

辨证：肝郁伤血，肝气不至，经脉失濡。

治法：疏肝理气，滋补肝阴。

取穴：肝俞、期门、命门、关元、三阴交均用补法；阳陵泉、行间用泻法；早晚搓揉大敦穴，力量柔和，每次3分钟。

针5次后，患者自感阴茎有勃起感，胃纳明显好转，心神也感清爽。继针10次，患者阴茎能勃，尚坚挺，可行房事。

案2：林某，男，29岁。

主诉：阴茎勃起不坚半年。22岁时曾有手淫，持续两年之久，次数较频繁，有时一日2次。结婚两年，有1子。但半年来阴茎勃起不坚，时有早泄甚至痿弱无力，无法行房事，曾服多种补肾助阳药均无效，脉沉弦。

辨证：肾精亏虚，元阳不足。

治法：滋阴补肾，培元固本。

取穴：肾俞、京门、腰阳关、中极、三阴交均用补法，隔日

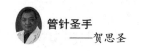
1 次。涌泉、复溜、神阙、关元用灸法，每日 1 次。

针 10 次，灸 20 次后，疗效十分显著，阴茎勃起且坚挺。改 3 日针 1 次，每日仍灸，又针 10 次，现患者性功能已恢复如初。

案 3：陈某，男，42 岁。

主诉：不能勃起 1 周。12 月中旬正值冬初，某日劳累过度，汗出体乏，贪卧凉地不知节制，夜间房事突感阴茎较前缩小，不能勃起，阴囊潮湿寒凉而紧缩，并伴有腰酸沉坠，尿少无力，两脉沉。

辨证：气虚阴弱，复感寒邪，凝滞经脉，气血瘀滞，茎失所养。

治法：益气养阴，温肾壮阳，益肾固精。

取穴：肾俞、命门、上髎、京门、带脉、中极、涌泉用补法；关元、三阴交、大敦用灸，每穴 3 分钟。针与灸每日 1 次。

针后患者即感症状缓解，5 次后症除已愈。

按：阳痿是指青壮年男子，临房时出现阴茎痿弱不起或举而不坚，或坚而不能持久的一种病证。阳痿是以房劳太过、频繁手淫，或思虑伤神、心脾受损，或情志不遂、肝失疏泄，或湿热下注，致使宗筋失养而弛纵。

案 1 系肝郁伤血，肝气不至，经脉失养。方中肝俞、期门滋补肝阴，关元为强壮要穴、补肾培元，命门温肾壮阳、固摄精气，三阴交健脾益气，以上皆用补法；泻阳陵泉、行间，清泻肝火；早晚搓揉大敦穴以疏肝理气。针 5 次后，阴茎有勃起感；继针 10 次，阴茎能勃。

案 2 系肾精亏虚，元阳不足。方中以肾俞、中极培补肾气，京门、腰阳关温肾壮阳，三阴交补益脾肾、疏肝理血；涌泉、复溜滋阴补肾，神阙、关元培元固本。针 3 个疗程后，性功能恢复正常。

案 3 系气虚阴弱，又感寒邪，凝滞经脉，茎失所养。方中京门、命门、带脉、关元、中极温肾壮阳；肾俞、上髎益肾固精；涌泉为肾经井穴，培补肾气；三阴交为足三阴经交会穴，健脾益肾，疏肝活血；大敦疏理下焦，通经活络。针与灸每日1次，5次后痊愈。

贺老配穴的设计原则如下：

（1）俞募为纲：经气输注于俞穴，聚结于募穴。俞募配穴，可调整五脏经气，使气血条达，是配穴的纲法。

（2）五井为养：井穴是五输穴之一，五输穴即井、荥、输、经、合，多在手足爪甲之侧端，是每条经脉的起始穴或终端穴，在调和本经脉的经气虚实与流动方面起着枢纽作用。中医形容井穴是一条江河的源头。治疗阳痿病配取井穴，以助俞募配穴补养本经之虚。

（3）会穴为充：多条经脉需共同调整时，可以选配两条以上经脉循行的交会穴，作俞募配穴的补充，起到事半功倍的效果。

（4）原穴为常：原穴是脏腑原气所经过和留止的穴位。中医认为：人体脐下是肾间动气，为人的生命之所，原气由此而发，可以通行三气（宗气、营气、卫气），散布全身，经行五脏六腑。选配原穴，起到维护正气、抗御病邪的作用，可以作为人体保健的常规穴。

贺老治疗阳痿常用方：当归9g，熟地黄15g，白术9g，枸杞子9g，杜仲9g，仙茅9g，淫羊藿9g，苁蓉9g，蛇床子9g，巴戟天9g，山萸肉9g，韭子9g，肉桂6g，熟附子9g。以脾肾双补，滋肾阴，温肾阳，壮宗筋为总原则。临床应用上需随症加减，辨证施治。

十、胁痛

陈某，女，42岁。

主诉：两胁胀痛1个月。1个月前，因生气后淋雨，感恶寒

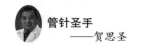
发热，咳嗽，按感冒服药治疗。后感冒症状止，但渐感体乏无力，食欲减退，两胁胀痛，痛无定处，口苦胸闷，嗳气频作。舌苔薄白，脉弦。

辨证：暴怒感寒，邪乘胸胁，阻于少阳。

治法：疏肝理气，解郁止痛。

取穴：支沟、阳陵泉、太冲、章门（泻），足三里、三阴交（平补平泻）。

针1次后，症状减轻；针1个疗程后，症状基本消失。食欲欠佳，又针1个疗程，痊愈。

按：胁痛是以一侧或两侧胁肋疼痛为主症的一类肝胆病证。经云："肝有邪，其气流于两腋。"《灵枢·五邪》说："邪在肝，则两胁中痛。"肝胆互为表里，所以胁痛的发生主要与肝胆疾病有关。胁痛的发生多因肝气郁结、跌仆闪挫、湿热内蕴；或肝阴不足引起气滞、血瘀、湿热蕴结，肝胆疏泄不利；或水不涵木，络脉失养而成。胁痛的治疗，实证以疏肝理气、活血通络、清热祛湿为主，虚证以滋阴养血柔肝为主。

本案属肝气郁结，复感外邪，邪气阻于少阳而气阻络痹。治以疏肝理气，解郁止痛。方中支沟为手少阳经之穴，阳陵泉为足少阳经之穴，二穴相配，上下呼应。泻支沟以清三焦之热，利气行水；泻阳陵泉以平肝胆之火，降逆通滞。太冲为肝经原穴，泻之以疏肝降气，因而气畅郁解，胁痛自止。章门为五脏之会，善治脏寒横聚；再加足三里、三阴交平补平泻，培土抑木，以增加疏泄肝胆之力。针2个疗程后痊愈。

十一、鼓胀

案1：刘某，男，45岁。

主诉：因受刺激，情志抑郁，气滞不舒，日久形成气鼓，结于心下如盘，痛闷异常，经其他医院诊治无效。脉沉弦，苔白腻。

辨证：肝郁气滞，湿热困脾。

治法：运脾阳，调大气。

取穴：中脘、太白、三阴交（补），行间、期门、膈俞、肝俞、脾俞、胃俞（平补平泻），上脘、下脘、鸠尾、膻中、天突、三里、阳陵泉（泻）。

针4次，痛减轻；针10次，肿胀渐消，痛亦大减。针第2个疗程后，肿胀消失大半，尚有如核桃大块，但已完全不痛。因特殊情况停针2个月，后该患者无变化。又继续针治2个疗程，症状完全消失，毫无痛感。回访患者，再无复发。

案2：郝某，男，46岁。

主诉：因受风寒侵袭，脘左疼痛。复因肝气郁结，滞于心下，隐痛异常，发热体温高，经北京某医院诊为肌肉类神经痛，服药无效。苔黄，脉弦数。

辨证：感寒伤脾（胃），肝气郁滞。

治法：调和气血，疏肝运脾。

取穴：依前法。

注射青霉素4针，针治2次后，痛已轻，热已退；又针2次，痛止肿消而痊愈。

案3：刘某，男，64岁。

主诉：情志不遂，形成鼓胀，心下如盘，隐隐作痛，一发作即疼痛难忍，心慌神乱，面白汗生，经其他医院诊治无效。脉沉弦，苔白腻。

辨证：肝气犯脾，肝气郁结。

治法：疏肝运脾，调气导滞。

处方：依前法治之，并予加味逍遥散。

针2次，即感胀轻痛减；针5次及服药5剂，完全胀消，迄

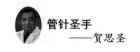

今未犯。

按：蛊胀（又名鼓胀、单腹胀）是因腹部膨胀如鼓而得名，以腹胀大、皮肤苍黄、脉络暴露为特征。《景岳全书·气分诸胀论治》说："单腹胀者，名为鼓胀，以外虽坚满而中空无物，其象如鼓，故名鼓胀。又或以血气结聚，不可解散，其毒如蛊，亦名蛊胀。且肢体无恙，胀惟在腹，故又名为单腹胀。"名虽不同，其实都是《内经》所说的蛊胀病。而西医学有关疾病中，如肝硬化、腹腔内肿瘤、结核性腹膜炎等形成的腹水，都属于鼓胀范围。

肝者血之养，是体阴而用阳，其性主动主升，在志为怒，今用过怒而变为郁，郁极化火，火大生风，风过顺则气弗扬，风失职则土失制。脾统血主运化，今失制而土实，实则止息不动，胃能均废，不能消化水谷，因而蛊胀形成。3例患者皆因肝气犯脾，脾土不运，气滞血瘀结于心下而成鼓胀。

故3例患者处方一致。补中脘以升清，泻三里以降浊，泻上、下脘以祛实。《针灸甲乙经》云："饮食不下，膈塞不通，邪在胃脘，在上脘抑而下之，在下脘散而去之。"泻鸠尾以舒滞，泻膻中、天突以调大气，期门、行间平补平泻，或先泻而后补，以振奋肝阳，祛郁解实。补太白以推动脾运，补三阴交以健脾弱，泻阳陵泉以降肝胆之火而解其郁，针膈、肝、脾、胃诸俞，施以平补平泻，鼓舞兴奋内脏功能，气得上下，血脉和利，故鼓胀之症逐渐消除，以至痊愈。案3患者加服加味逍遥散，以增强健脾疏肝之力。

贺老治疗鼓胀常用苍术、白术、枳实、木香、砂仁、陈皮、川朴、香附、泽泻、赤苓、猪苓、大腹皮等健脾行气利水的中药为主方，临证加减，随症治之。

本病西医只能按神经系统和消化系统疾病对症治疗，久治无效。中医则根据脉象、症状，以古人鼓胀之论述，采取治疗对策，而治愈者颇多。

十二、脚气

何某，男，55 岁。

主诉：患糖尿病 20 余年。5 年前感两下肢发凉，温感差，夜间时常双下肢抽搐疼痛，得温则缓。双下肢肌肉日渐消瘦，感觉迟钝、麻木，步行沉重无力，便秘。双下肢羸瘦，面色萎黄。舌质淡，苔白腻，脉弦滑。

辨证：气虚血瘀，寒凝经脉。

治则：益气活血，散寒通脉。

取穴：足三里、三阴交（补），风市、阳陵泉、委中、昆仑、绝骨、太冲、解溪、上廉、下廉（泻）。

针 1 个疗程后，患者感双下肢有力，夜间抽搐未发，麻木减轻；继续针 3 个疗程后，双下肢感觉正常，肌肉有力，基本痊愈。

按：脚气，又称"脚弱"。本病得之于湿气下注，以足胫麻木、酸痛、软弱无力为主症。临床根据其症状表现，分为干脚气、湿脚气和脚气冲心等。本病主要由维生素 B_1 缺乏所致，日本所谓的水虫病，营养不良、多发性神经炎等具有类似症状的疾患均包括在内。总之，因寒水或湿热之邪侵袭下肢，流溢于经络肌肤；或饮食失节，损伤脾胃，湿热下注；或因体质虚弱，湿热久居，致使气血两亏，不能濡骨荣筋而成脚气。此外，本病若有湿毒上攻，心神受扰，则心悸而烦；循经窜犯肺胃，则喘满呕恶。

该患者患糖尿病多年，肝肾阴虚，体质虚弱，又感受寒湿，下注于下肢而发病，属气虚血瘀、寒凝经脉。补三里升阳益胃而散寒，补三阴交滋阴健脾而燥湿。泻风市舒经散风、活络祛湿，

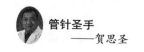

泻委中以搜风利湿，泻上廉、下廉通肠以渗湿，泻太冲通经活络以和血，泻解溪以祛热，泻绝骨导湿下行。对脚气冲心，除用针灸急救外，应速送医院急救，切莫迟误。

十三、蛇串疮

王某，男，51岁，职员。

主诉：左背及前胸皮疹疼痛5天。疼痛始于左后背，初起痛如针刺，继而红肿痒痛。皮疹起于左侧肩胛骨下方，经左腋下到左乳前止，其形片状如云，有的片状相连，色潮红，部分疹头已破。舌质红，苔薄黄，脉弦细。

辨证：风热外袭，血热阻络。

治法：散风清热，凉血活血，祛疹止痒。

循经取穴：风池、天柱、大椎、曲池、外关、后溪（平补平泻）。

局部取穴：斩龙头，截龙尾，点刺两排以上出血。

针1次后疼痛止，皮疹退。

按：带状疱疹是由病毒感染所致的急性炎症性皮肤病，以其多群簇集的水疱，排列成带状，沿周围神经作单侧分布，伴有神经痛为特征。本病好发于胸、背、面部和腰部，多发生于春、秋两季。因其呈带状排列，形如蛇串，故传统中医名蛇串疮、串腰龙、火带疮、缠腰火丹等。本病由肝火郁结所生，中医辨证分干湿两型。《医宗金鉴》说："蛇串疮，有干湿不同，红黄之异，皆如垒垒珠形。干者色红赤，形如云片，上起风粟，作痒发热；湿者色黄白，水疱大小不等，作烂流水，较之干者多痛。"这是临床常见的皮肤病，愈后一般不再复发，但有遗留神经痛，可延续较长时间。

本患者治疗时，取风池、天柱、大椎、曲池、外关清热祛风，祛疹止痒；后溪通督脉，为八脉交会穴，可振奋一身阳气，通行气血。局部治疗于皮疹起源处点刺出血（此法名为斩龙头），皮疹末端处点刺出血（此法名为截龙尾），祛邪通络。针1次后，疼痛止，皮疹退。

十四、遗精遗尿

案1：马某，男，30岁。

主诉：因近日工作压力大，出现寐差多梦，梦中遗精频发；并伴性情急躁，精神萎靡，注意力不集中，腰酸软。舌红苔薄黄，脉弦细。

辨证：心肾不交，相火妄动。

治法：清泻相火，益肾固精。

取穴：神门、太冲、内关（泻），三阴交、阴陵泉、复溜、关元、肾俞、天枢（补）。

针1次后，梦遗次数减少，间隔时间延长。每日1次，继针5次后，梦遗基本控制。隔日1次，再针5次痊愈。

按：遗精是指因脾肾亏虚，精关不固，或火旺湿热，扰动精室所致的以不因性生活而精液频繁遗泄为临床特征的病证。有梦而遗称梦遗，无梦而遗称滑精。治以交通心肾，益肾固精。本案系心肾不交，相火妄动。治以清泻相火，益肾固精。方中泻神门、太冲、内关疏肝理气，清泻心火；补天枢、三阴交、阴陵泉健脾祛湿，调补肝肾。复溜、肾俞为肾经经穴和肾之俞穴，用补法，滋阴补肾；补关元，益肾培元。针1次后，梦遗次数减少，针10次后痊愈。

案2：霍某，男，9岁。

主诉：尿床频发，每周2~3次。梦多盗汗，性情急躁，纳少便干，手足心热，记忆力差，注意力不集中。舌红少苔，脉

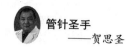

滑数。

辨证：心火亢盛，心肾不交。

治法：清泻心火，滋补肾阴。

取穴：内关、水道、太冲（泻），曲骨（平补平泻），肾俞、三阴交（补）。

方药：党参9g，菟丝子9g，蚕茧5只，补骨脂6g，金樱子6g，覆盆子6g，炙甘草5g，桑螵蛸9g，黄芪9g。

隔日1次，针1个疗程（10次），遗尿次数减少。白天劳累、运动后，夜间仍会梦多遗尿。继针10次以巩固疗效，基本痊愈。

按： 小儿遗尿是指3岁以上的小儿不能自主控制排尿，经常睡中小便自遗，醒后方觉的一种病证。遗尿的病机主要为膀胱气化失司，主要病因为肾气不固、脾肺气虚、肝经湿热。本证系心火亢盛，心肾不交。治以清泻心火，滋补肾阴。方中以内关、水道清泻心火，通调水道，镇静安神；太冲是足厥阴肝经原穴，疏肝理气。以上三穴用泻法。补肾俞、三阴交，平补平泻曲骨补肾壮元温中。针2个疗程后，基本痊愈。

十五、面瘫

陈某，男，39岁。

主诉：左侧口眼歪斜2天。左侧额纹消失，闭目不能，左侧口角下垂，鼓腮漏气。舌淡红，苔薄白，边有齿痕，脉沉细。

辨证：脉络空虚，气血不足，风寒之邪乘虚侵袭阳明。

治法：散风祛寒，通经活络，扶正补气。

取穴：阳白透鱼腰、鱼腰透鱼尾、四白透迎香、太阳透下关、地仓透颊车、耳门透听宫及听会，再配用翳风、风池、合谷、外关。

方药：白僵蚕9g，白附子9g，杭白芍9g，归须9g，生黄芪

15g，草乌9g，全蝎9g，香附子9g，防风15g。7剂，水煎兑黄酒温服。

隔日1次，5次后痊愈。

按：面瘫即面神经麻痹，中医称"口眼歪斜"。《灵枢·经筋》对本病的特点有所论述："卒口僻，急者目不合。"此病多发生于春、秋两季好发于青壮年，尤以男性多发。本病多由脉络空虚，气血不足，风寒之邪乘虚侵袭阳明、少阳之络，使经气受阻，脉络不通，经筋失养，筋肌纵缓不收而致。其临床表现：多在睡醒后，突然发病；面部表情呆板，额纹一半消失，不能皱眉，眼睑不能闭合，鼻唇沟平坦，颊部肌肉麻木、松弛不能正常活动，不能耸鼻，口角向健侧歪斜，鼓腮时患侧口角泄气，饮水、漱口时水从口角流出或流涎，因味觉减退而使饮食无味，甚至面颊或耳部前后疼痛或浮肿。

本案患者平素脾虚，劳累后气血不足，又感受风邪，故经气受阻，脉络不通而发病，选穴以阳明经、少阳经穴为主，手法不宜过重，贺老一般在临床上选用透穴。如阳白透鱼腰、鱼腰透鱼尾，使局部活血通络，促进眼睑闭合；四白透迎香、太阳透下关、地仓透颊车，促进颊部肌肉气血运行。再配翳风、风池祛风通络；合谷为手阳明大肠经原穴，可使原气通达，振奋卫气，祛风散寒，大肠经"还出夹口，还唇……上夹鼻孔"，可以治疗经络所过、主治所及之症；外关为手少阳三焦经络穴、八脉交会穴之一，不仅可以调畅三焦经气，而且可以祛邪外出，其经"从耳后入耳中，出走耳前，过客主人，前交颊，至目锐眦"，故可治耳部、眼部疾病。

方药用牵正散加减。方中白附子性味辛温，功能祛风化痰，并擅长治疗头面之风，为君。全蝎、僵蚕均能祛风止痉，全蝎长于通络，僵蚕并有化痰，共为臣。再加黄芪、白芍、当归补气养血，香附理气，防风祛风除湿。使用热酒调服，可以宣通血脉，

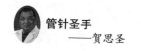
并能引药入络，直达病所。

十六、呕吐

邵某，女，71 岁。

主诉：呕吐、腹泻 2 天，口干口苦，曾行胆囊切除术，面色萎黄。舌苔薄腻，脉弦。

辨证：脾胃不和证。

治法：疏肝健脾，降逆止呕。

取穴：上脘、中脘、下脘、承满、梁门、天枢、气海、章门、日月、阳陵泉、足三里、三阴交。

方药：广藿香 10g，姜半夏 10g，川木香 12g，炒白术 12g，佩兰 10g，茯苓 15g，豆蔻 10g，荷叶 10g，炙甘草 10g，陈皮 10g，焦山楂 15g，炒白扁豆 10g，山药 20g，党参 15g。7 剂。

针 1 次后，患者腹泻、呕吐即止。

复诊时，患者口干口苦减轻，又针 1 次。上方继服 7 剂后，症状明显缓解，未再复诊。

按： 中医学认为，呕吐是指胃失和降，气逆于上，迫使胃中之物从口中吐出的一种病证。一般以有物有声谓之呕，有物无声谓之吐，无物有声谓之干呕。临床上呕与吐常同时发生，故合称为呕吐。

呕吐的病位主要在胃，但与肝脾有密切的关系。基本病机为胃失和降，胃气上逆。病理性质不外虚实两类。实证因外邪、食滞、痰饮、肝气等邪气犯胃，以致胃气痞塞，升降失调，气逆作呕；虚证为脾胃气阴亏虚，运化失常，不能和降。病理演变：初病多实，呕吐日久，损伤脾胃，脾胃虚弱，可由实转虚；亦有脾胃虚弱，复因饮食所伤，而出现虚实夹杂之证。

本病应首辨虚实：实证多由感受外邪、饮食停滞所致，发病较急，病程较短，呕吐量多，呕吐物多有酸臭味；虚证多属内伤，有气虚、阴虚之别，呕吐物不多，常伴有精神萎靡、倦怠乏力、脉弱无力等症。

呕吐以和胃降逆为治疗原则。偏于邪实者，治宜祛邪为主，分别采用解表、消食、化痰、解郁等法。偏于正虚者，治宜扶正为主，分别采用健运脾胃、益气养阴等法。虚实兼夹者，当审其标本缓急之主次而治之。

本案患者为老年女性，肝肾不足，脾胃虚衰，脾失运化，脾气不升，胃气不降；胆囊切除术后，必有厌食油腻、消化不良、上逆下泻症状。贺老针刺首选任脉三脘，有天、地、人三才同取之意。其中中脘又是胃之募穴，八会穴之腑会，手太阳、手少阳、足阳明、任脉之会。承满，顾名思义：承，受也；满，盛也。该穴名意指胃经的地部经水在此满溢而行。针之理气和胃，降逆止呕。梁门、天枢均为足阳明经腧穴，天枢乃大肠募穴。足三里乃足阳明经合穴，刺之燥化脾湿，生发胃气；配脾之募穴章门，又是八会穴之脏会，脏腑同调，肝胆同治。取胆募穴日月、筋会阳陵泉，疏肝利胆。三阴交调补肝、脾、肾三经气血。

十七、产后病

案1：石某，女，35岁。

主诉：产后10个月，自汗盗汗，畏寒怕冷，寐差（入睡困难，梦一般），纳食尚可，面色㿠白。舌苔薄，质厚紫，脉虚弦。

辨证：营卫不和。

治法：调和营卫。

取穴：风池、天柱、大椎、肩中俞、肩外俞、肩髃、肩髎、曲池、合谷、三阴交、复溜。

方药：桂枝8g，茯苓15g，白芍15g，炒白术10g，生甘草

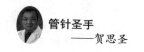
8g，炒僵蚕 10g，炒栀子 10g，麦冬 10g，姜半夏 10g，陈皮 10g，党参 15g，五味子 8g，川芎 6g，秦艽 10g，生黄芪 15g，当归 8g，生杜仲 10g，浮小麦 20g，7 剂。

针 9 次后，患者症状明显缓解，未再复诊。

按：产后多虚多瘀，妇人产后失血过多，亡血伤津，气随血虚，故而气虚不能固摄，敛汗无权而自汗、盗汗。虚阳浮散，冲任血虚，胞脉失养，产后脏腑损伤，百节空虚，腠理不实，卫表不固，营卫不和则夜寐难安。贺老针刺取大椎穴，总督一身之阳。风池、天柱祛邪外出。合谷配复溜为止汗敛汗对穴。阳明经多气多血，取曲池穴通调阳明经气血。另取肩三针生发人体上部经气，配三阴交调和阴经营气。诸穴相配，收敛固汗，调和营卫以止汗固摄，并能安神助眠。

案 2：刘某，女，43 岁。

主诉：产后神疲乏力，面色萎黄，语低，嗳气，关节疼痛，寐差，易醒，纳食尚可，大便黏。舌苔薄、中白腻，脉弦细、尺弱。

辨证：气血两虚。

治法：补益气血，疏肝健脾。

取穴：风池、天柱、大椎、肩髃、肩髎、曲池、合谷、中脘、天枢、气海、足三里、三阴交、太溪。

方药：生黄芪 20g，杭白芍 15g，炒白术 12g，陈皮 10g，当归 10g，鸡血藤 20g，白茯苓 20g，甘草 10g，桂枝 10g，醋柴胡 10g，法半夏 10g，干姜 10g。7 剂。

针 4 次后（每周 1 次），患者关节疼痛明显减轻，睡眠较前好转，但近日感冒，故先服疏散风寒之汤药。后又针 3 次，患者症状明显缓解，未再复诊。

按：本案患者系产后身痛，产后营血亏虚，经脉失养；或风寒湿邪乘虚而入，稽留关节、经络所致。产后身痛的发生，与产褥期的生理密切相关，产后气血虚弱，或产后发热后虚损未复，四肢百骸及经脉失养；或产后气血不足，元气亏损，风、寒、湿邪乘虚而入侵机体，使气血凝滞，经络阻滞或经络失养；或产时耗伤肾气，皆可致产后身痛。常见病因有血虚、风寒、血瘀、肾虚。贺老针刺取大椎穴，总督一身之阳。风池、天柱祛邪外出。阳明经多气多血，曲池、合谷同调阳明经气血。足三里强补诸虚；取中脘、天枢、气海固护中焦，补中益气；太溪、三阴交滋补肝肾。

十八、痹病

案1：昝某，男，32岁。

主诉：周身关节酸胀、疼痛，以指、膝、踝、趾关节疼痛明显。跛行，左侧腕骨已不能活动，西医诊断为"类风湿关节炎"。舌苔薄白腻，脉沉弦。

辨证：风寒湿痹。

治法：祛风散寒，健脾除湿止痛。

取穴：风池、天柱、大椎、肩中俞、肩外俞、肩髃、肩髎、曲池、合谷、八邪、大骨空、小骨空、中魁、环跳、阳陵泉、内膝眼、犊鼻、阴陵泉、三阴交、足部阿是穴。

方药：炙川乌12g，炙草乌12g，穿山龙12g，木瓜20g，威灵仙10g，生黄芪20g，全当归10g，杭白芍15g，鸡血藤20g，海风藤15g，川牛膝15g，桑枝15g，川芎10g，乌梢蛇12g。7剂。

每周针2次，半年后患者关节疼痛缓解，阴雨天劳累后亦不发作，能正常行走，未再复诊。

案2：方某，女，38岁。

主诉：腰背痛20余年。脊柱侧弯变形，驼背，活动受限；神疲乏力，头昏，时有疼痛，寐差，阴雨天腰骶部酸沉严重，甚

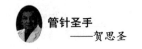
至不能起身行走。西医诊断为"强直性脊柱炎"。舌苔薄白，脉沉弦。

辨证：气虚血瘀，寒湿痹阻。

治法：祛风散寒，通络除湿止痛。

取穴：风池、天柱、大椎、肩中俞、肩外俞、肩髃、肩髎、曲池、合谷、夹脊穴（隔一椎一针，交替）、腰阳关、命门、肾俞、大肠俞、上髎、次髎、足三里、三阴交、太溪。

方药：炙川乌15g，炙草乌15g，穿山龙15g，木瓜20g，鸡血藤20g，蜈蚣10g，川牛膝15g，当归10g，海风藤15g，杭白芍20g，酒黄芩12g，防风10g。7剂。

每周针2次，6周后，患者腰背痛明显缓解，阴雨天、劳累后酸沉感明显减轻，可以忍受。

按：《内经》云"风寒湿三气杂至，合而为痹也"。痹证是由于人体正气不足，卫外不固，感受风、寒、湿、热等外邪，致使经络痹阻，气血运行不畅，引起以肌肉、筋骨、关节发生疼痛、酸楚、麻木、重着、灼热、屈伸不利，甚或关节肿大变形为主要临床表现的病证。根据感受邪气的性质不同，痹证有不同的伴随症状，据此可将其分为行痹、痛痹、着痹、热痹、尪痹等。若患者肢体关节疼痛呈游走不定者，属风胜，为行痹。若患者肢体关节紧痛不移，遇寒痛增，得热痛减者，属寒胜，为痛痹。若患者肢体关节重着而痛，手足沉重，肌肤麻木者，属湿胜，为着痹。若患者肢体关节红肿，灼热痛剧，筋脉拘急者，属热盛，为热痹。如痹证治疗不当，迁延日久不愈，肝肾亏损，气血俱虚，痰瘀交结，寒湿凝滞，痹阻经络，停滞关节，致寒凝痰瘀，肢节失于气血温煦濡养，而出现关节肿大、僵硬、变形、屈伸不利，以及筋脉拘紧、肌肉萎缩者，为尪痹。由于痹证内容非常广泛，为了突出痹证的特点，我们用几句话来概括：凡因风、寒、湿、热诸邪乘虚而流注脉络，侵袭关节，阻碍气血运行而引起的关节或肌肉疼痛、关节红肿变形，皆是痹证。从中医治疗原则来看，有疏风、散湿、祛寒、助阳、益阴、补气、养血、化瘀、清热、通经、活络等，临床有单用者，也有并用者，有攻有补，攻补兼施。

痹证在西医学中主要属于风湿免疫性疾病范围，如强直性脊柱炎、类风湿关节炎、骨关节炎、痛风、干燥综合征、系统性红斑狼疮、多发性肌炎、皮肌炎、硬皮病、成人Still′s病、银屑病关节炎、Reiter综合征、大动脉炎、风湿热等。目前在国内外医学界被公认为疑难性疾病，因其病因尚不明确，缺少特效治疗药物。

案1患者，已明确诊断为"类风湿关节炎"，且已出现左侧腕骨变形而不能活动的症状。结合舌脉症，辨为"尪痹"，患者风、寒、湿痹阻经络日久而致气虚血瘀，不通则痛，中药治以祛风散寒止痛、益气活血通络。针灸治法以"风从上受"为理，取风池、大椎、天柱，同曲池、合谷祛风散邪，调和气血，通经活络；足三里、三阴交、阴陵泉补脾胃，益肝肾，祛风湿。联合关节疼痛部位的局部取穴：肩部取肩髃、肩髎、肩外俞、肩中俞等；下肢取环跳、阳陵泉、内膝眼、犊鼻；足踝部取阿是穴；手指关节取八邪祛风通络，大骨空、小骨空、中魁治局部指节疼痛。以上诸穴合用，旨在诸经同调，温经散寒活血，舒筋活络止痛。治疗半年后，患者症状明显改善，阴雨天症状加重不明显，日常生活可基本自理。

案2患者被诊断为"强直性脊柱炎"。《内经》曰："骨痹不已，复感于邪，内舍于肾。"又说："肾痹者，尻以代踵，脊以代头。"意思是臀部代替双足，不能行走，因脊柱弯曲或驼背后远看似头，比较形象地描述了强直性脊柱炎的脊柱、髋关节的畸形改变，说明脊柱强直不能屈伸而致坐起困难。其病因与痹证大体相同，治法亦相似，这里不再赘述。仅以本病为例，针灸取穴风

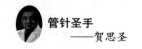

池、天柱、大椎，配曲池、合谷祛风散邪，调和气血，通经活络。肩中俞、肩外俞、肩髃、肩髎疏通局部经络关节气血，夹脊穴、腰阳关、命门、肾俞、大肠俞通膀胱经、督脉两经，通经活络，利脊柱。取八髎缓解髋部不适，取足三里、三阴交、太溪补脾胃，益肝肾，祛风湿。仅针6周，患者腰背痛明显缓解。若继续治疗，疗效可观。

贺老认为，治痹证的手法，宜采用平补平泻法。根据病的部位，可在原取穴基础上，酌情加减。痹在肩背者，取肩井、肩贞、风门、巨骨（平补平泻）。痹在腰脊者，取命门、肾俞、大肠俞、委中（平补平泻）。痹在胸肋者，取章门、支沟、阳陵泉（泻）。痹在腿股者，取曲泉、阴市、风市（平补平泻）。痹在膝髌者，取膝眼、委中、阴陵泉、阳陵泉（平补平泻）。痹在足踝者，取昆仑、解溪、八风、上廉、太溪（平补平泻）。痹在肘臂者，取手三里、天井、外关（平补平泻）。痹在手腕者，取阳池、阳溪、阳谷、大陵、列缺（平补平泻）。痹在手指者，取三间透后溪、八邪、中魁、大小骨空、合谷（平补平泻）。

十九、小儿厌食

赵某，女，1岁。

主诉：米面过敏，厌食，食少。面黄肌瘦，头发少而黄。舌苔薄白，指纹略紫。

辨证：风寒湿痹。

治法：祛风散寒，健脾除湿止痛。

取穴：四缝穴。用三棱针点刺出血，挤出乳白色黏液少许。

方药：使君子10g，乌梅10g，炒白术10g，白茯苓10g，陈皮6g，白芍10g，焦山楂10g，焦神曲10g，槟榔10g，灯心草8g。7剂，水冲服，日1剂，分早晚温服。

　　嘱其每周挑治1次。4次后，患儿食量恢复，头发渐密；以后2周挑治1次，4次后患儿面色红润，肌肉丰盈，头发乌黑浓密，饮食可，过敏原实验米面已转阴。

　　按：四缝穴最早见于《奇效良方》"四缝四穴，在手四指内中节是穴，三棱针出血"。本穴由于有较好的疗效，临床应用颇为普遍，尤其是治疗小儿消化不良、疳积等证疗效尤佳。《医宗金鉴》有"大人为劳小儿疳"，15岁以下者皆名为疳。缘所禀之气血虚弱，脏腑娇嫩，易于受伤；或因乳食过饱，或因肥甘无节，停滞中脘，传化迟滞，肠胃渐伤，则生积热。热盛成疳，则消耗气血，煎灼津液。凡疳病初起，尿如米泔，午后潮热。日久失治，致令青筋暴露，肚大坚硬，面色青黄，肌肉消瘦，皮毛憔悴，眼睛发眍，而疳证成矣。

　　该患儿父亲为乙肝患者，先天禀赋不足，脾胃虚弱，厌食，且对多种食物过敏，包括大米、白面等，中药予以驱虫消食为主。使君子可消积杀虫，乌梅配白芍可缓肝调中，加焦山楂等以助消食之力，配灯心草以清心降火、消除内热。因为乳伤脾胃，既能传邪于肠，水谷精微灌溉不畅，又由于肠壁回流的淋巴液里含有较多的养料（脂肪）积滞不消，妨碍淋巴循环，致末梢动脉毛细血管渗出的组织间液不能由淋巴毛细管吸收而渗入淋巴管进行回流。刺四缝能治小儿疳积，是因四缝穴在两手指中节横纹中央，为淋巴交通之要道，今淋巴液因循环不畅而凝固，阻碍新陈代谢，引起消化不良，日久成疳。挑四缝，挤出黄白黏液，排除障碍，使淋巴液流动，一通百通，气血流畅。

　　贺老除了用四缝穴治疗小儿厌食、疳积之外，以其治疗咳嗽、喘息亦有较好的疗效。

第五章
薪 火 相 传

　　贺思圣教授临床之余，还担任着培养学生的任务，他的弟子和学生继承其学术思想和针灸技法，成为临床及科研的骨干。本章收录了师承弟子及学生写的学习心得或发表的文章共9篇，反映了贺思圣教授的学术继承情况，是其学术思想的延续。

一、贺氏管针术"七伎五法"的临床应用及体会

第一批师承人员：杨然

【作者介绍】杨然，2010 年毕业于华北煤炭医学院，后于北京市鼓楼中医医院针灸科从事中医针灸临床工作至今。2011 年开始，跟随京城名老中医贺思圣抄方学习；2015 年，拜贺思圣为师，并一直坚持每周二跟师学习。他擅长应用管针治疗以下疾病：针药配合治疗胃炎、胃食管反流、小儿疳积等脾胃疾病，以及中风偏瘫及其合并症、脑供血不足、头痛、眩晕、失眠、郁证、颈椎病、腰椎病、骨关节疼、肩周炎、面瘫、三叉神经痛、带状疱疹、痤疮、黄褐斑、月经病、多囊卵巢综合征等多种疾病。

管针术的七伎，是指七种不同的手伎，即调气术、雀啄术、捻针术、提插术、回旋术、摇针术、弹针术，简称"七伎"。手伎是将针刺的方法、方向、角度、深浅、频率及力量等综合运用，不仅施用于进针，而且可以探寻、诱发和促进经气流动，是施用补泻手法的基础。五法，即补、泻、迎、随、平补平泻。补法鼓舞，泻法抑制，随法归于补法内，迎法归于泻法内。管针术"七伎五法"操作方便、快捷，临床应用疗效显著。兹将临床案例两则分享于下。

1. 胃下垂

患者女性，62 岁，退休工人，2016 年 5 月 11 日初诊。

主诉：胃脘痛 10 余年，加重半年。现病史：浅表性胃炎 10 余年，常有胃脘部胀痛，时重时轻，腹部有下坠感，多方就诊，效果不明显，近半年来症状明显加重。现症：饭后脘腹胀坠，时有疼痛；恶凉，喜热，得热痛减，知饥纳少，肢体倦怠，偶有头

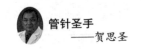
晕，小便正常；大便干燥，2~3 天 1 次；眠差，形体消瘦，少腹部膨隆，上腹凹陷，面色发黄。舌质淡红，苔白且厚，脉弦滑。

检查：贺老初步手诊检查，胃下垂三横指，站立位充盈像，胃角切迹位于髂嵴连线水平下 5cm。

辨证：脾胃阳虚，运纳失司，中气下陷。

治法：温补中土，益气升阳。

处方：上脘、中脘、下脘、不容、胃俞、足三里，承满（左）。

针刺手法：针刺入皮肤后，捻转 5~6 次，角度要小，力量要柔和，目的是松弛肌肉。第一刺法：针刺入 5 分深时，施雀啄术，以使经气流动，再用捻转术（左三右二：向左捻转用力强些，角度大些；向右捻转用力弱些，角度小些）以候其气；当施术者觉针尖下沉紧，有如鱼吞钩之感，患者觉局部酸胀，并向上、下腹部扩散时，即行第二刺法。第二刺法：针刺入 8 分深，重复第一刺法，待患者觉针感更加显著时，再行第三刺法。第三刺法：针入 1 寸 2 分，仍重复第一刺法。此时患者自觉胃体酸胀紧缩，胃肠蠕动加快，甚至有向上揪痛的感觉，再以回旋术向右捻 2~3 次，每次角度在 180°~240°，以增强针感，并趁针感强烈、针尖紧涩时，将针稍向左右捻转，中等速度出针。足三里针刺方法：针刺入皮肤后，针尖微向上方刺入 1 寸，用雀啄术候气。再用左三右二的手法，使针感沿本经循行路线向上扩散（能到腹部最好），再施回旋术，向左捻转 2~3 次，每次在 240°~360°，加强针感，然后快速出针。胃俞穴之刺法：直刺入 5 分深，用雀啄术候气，再用左三右二捻转术，当患者感到局部酸胀并沿经脉循行向下扩散时，则将针提至皮下，然后针尖向下方横刺 5 分，再将针直刺入 8 分，仍用左三右二捻转术。当患者感到胃部蠕动加快，甚至有向上揪痛的针感时，将针稍向左右捻转，中等速度出针。

疗效：治疗 10 次后，脘腹胀坠明显减轻，胃痛亦止，食量稍增，便秘明显好转（每天 1 次）。针 20 次后，症状基本消除。手诊检查，胃底约平脐。半年左右做钡餐复查，证实胃下垂已完全恢复。

体会：胃下垂是因韧带（主要是肝胃韧带、脾胃韧带、膈胃韧带）和腹肌松弛无力不能固摄胃体而致。贺氏认为"脾主一身之肉"，韧带和腹肌的松弛无力是脾胃虚弱所致。因此，治疗胃下垂，改善各条韧带及腹肌张力的松弛无力应该从治疗脾胃入手。首先应考虑直接补益脾胃的穴位，我们在脏腑经络学说的基础上，根据辨证取穴的原则，运用针灸的俞募配穴法，以胃的募穴中脘、背俞穴胃俞二穴为主，配用了经脉的上脘和下脘，以及足阳明胃经的不容、承满、足三里等穴，以雀啄术、回旋术、捻转术三种手法并举，交替运用。其作用不仅在于补益脾胃、升提中气，而且也能调整与脾胃有关联的诸条经脉，鼓舞正气，从而促进韧带和腹肌张力的恢复。

2. 子宫脱垂

刘某，女，45 岁，家庭主妇，2014 年 7 月 9 日初诊。

主诉：发现子宫脱垂 9 年。

现病史：2000 年 9 月产后，照顾孩子及做家务劳累未能休息，下腹及外阴部有下坠感，并伴有腰背、膝关节酸痛，腿部发沉，肩、肘部疼痛，曾间断服中药治疗，效果不明显，未能坚持治疗。2005 年 3 月，发现阴道口外一赘生物，状如鸡卵，色淡红而去医院诊疗，确诊为子宫三度脱垂，虽经治疗，但迁延不愈。

现症：患者精神不振，语言低怯。头晕心悸，休倦乏力，腰膝酸软、时隐痛，下腹坠重，站立行走均感不适，喜卧。阴道口有赘物，时隐时出，劳累时症状加重，面色淡白略黄。舌质淡、边有齿痕，苔薄，两脉细弱。

辨证：产后伤气，中阳下陷。

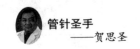
治法：补气养血，升提中阳。

处方：气海、中极、子宫透横骨、带脉、至阴、命门，均用补法。

针刺手法：针刺皮肤后，用调气术。将针刺入5分深，用雀啄术；候气后，施左三右二捻转术。患者感觉针体紧涩，痛胀感循腰腹扩散时，将针继刺至1寸，重复上述手法。针感扩散小腹部并放射至会阴部时，缓慢出针。

子宫透横骨针刺方法：针入皮肤后，斜刺横骨方向，用左三右二捻转术。候气后，患者感觉针体紧涩，并有小腹部及会阴部痛胀，甚至揪痛感时，继续用左三右二捻转术，但力量减弱，用拇指、食指在针柄由下而上摩擦捻转。此时针感较为强烈，可缓慢出针。

疗效：针1次后，下腹坠重明显减轻，缓慢行走无不适感。针3次后，头晕减轻，两日来未出现心悸，上下楼时腹部无不适感觉，腰酸痛也明显减轻。针9次后，曾去医院妇科复查，子宫已恢复正位。患者除偶有腰部酸痛外，其余症状基本消失。

体会：贺氏认为，本病子宫脱垂是现象，气虚不摄是其本质，故补气养血、升阳举气是其根本治法。气海穴为气血之会，呼吸之根，藏精之所，为下焦之要穴，补之能益五脏、补中气、温下元、振肾阳。贺氏取此穴配命门，加子宫透横骨为基本穴，配以带脉、中极、至阴，临床屡验。

二、跟师心得体会——逍遥散的认识

北京市中医药健康养老工程学员：刘振武

【作者介绍】刘振武，主治医师，毕业于华北煤炭医学院。现为北京市通州区潞城社区卫生服务中心中医科科长，个人曾荣获"2011—2015 年北京市乡村医生岗位培训优秀师资""2017 年北京市优秀孝星""2019 年北京市通州区优秀医生"。擅长针药并用治疗社区常见病，如失眠、脾胃病、颈腰腿痛和高血压等慢性疾病。

贺思圣教授出生于中医世家，为京城名医贺惠吾之子，自幼从父学医，师承林芝藩、关幼波、王乐亭、赵锡武、姚正平等名家，行医近 60 年，积累了丰富的临床经验，尤其擅长治疗消化系统疾病、中风及半身不遂、痹证、痿证、老年病、杂症等。在临床上辨证论治，针药并用，疗效突出，在随师学习中，受益匪浅，现将对逍遥散的学习心得总结如下：

贺老认为，气乃动力之根、诸疾之源，调气乃治病之本。治气病则虚者求脾，实者责肝。贺老善用逍遥散加减治疗脾胃、女科等各种疾病。

逍遥散出自《太平惠民和剂局方》，属于调和肝脾类方剂。其组成是柴胡、当归、白芍、白术、茯苓、生姜、薄荷、炙甘草。

功用：疏肝解郁，健脾和营。

主治：肝郁血虚而致两胁作痛，寒热往来，头痛目眩，口燥咽干，神疲食少，月经不调，乳房作胀，脉弦大而虚者。

方解：此方为肝郁血虚，脾失健运之证而设。肝为藏血之脏，性喜条达而主疏泄，体阴用阳。若七情郁结，肝失条达，或阴血暗耗，或生化之源不足，肝体失养，皆可使肝气横逆，胁痛、寒热、头痛、目眩等症随之而起。"神者，水谷之精气也。"（《灵枢·平人绝谷》）神疲食少，是脾虚运化无力之故。脾虚气弱则统血无权，肝郁血虚则疏泄不利，所以月经不调、乳房胀痛。此时疏肝解郁，固然是当务之急，但养血柔肝亦是不可偏废之法。本方既有柴胡疏肝解郁，又有当归、白芍养血柔肝。尤其当归之芳香可以行气，味甘可以缓急，更是肝郁血虚之要药。白

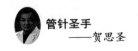
术、茯苓健脾祛湿，使运化有权，气血生化有源。炙甘草益气补中，缓肝之急，虽为佐使之品，却有襄赞之功。生姜烧过，温胃和中之力益专；薄荷少许，助柴胡疏肝郁而生之热。如此配伍，既补肝体，又助肝用，气血兼顾，肝脾并治，立法全面，用药周到，故为调和肝脾之名方。

清·张秉成《成方便读》说："夫肝属木，乃生气所寓，为藏血之地，其性刚介而喜条达，必须水以涵之，土以培之，然后得遂其生长之意。若七情内伤，或六淫外束，犯之则木郁而病变多矣。此方以当归、白芍之养血，以涵其肝；苓、术、甘草之补土，以培其本；柴胡、薄荷、煨生姜俱系辛散气升之物，以顺肝之性，而使之不郁。如是则六淫七情之邪皆治，而前证岂有不愈者哉。本方加丹皮、黑山栀各一钱，名加味逍遥散。治怒气伤肝，血少化火之证。故以丹皮之能入肝胆血分者，以清泄其火邪。黑山栀亦入营分，能引上焦心肺之热屈曲下行，合于前方中自能解郁散火，火退则诸病皆愈耳。"

总之，学习一个方子一定要了解、掌握它的出处、功效、主治，最重要的是理解、掌握其核心病机和组方原则，这样才能灵活应用。

三、运用贺氏管针术治疗功能性腹胀的选穴体会

北京市中医药健康养老工程学员：刘颖

【作者介绍】刘颖，主治医师，医学硕士，毕业于北京中医药大学第一临床医学院。2017年参加北京市健康养老示范工程第二期中医适宜技术培训，跟随首都国医名师贺思圣教授学习；2018年，入选北京市健康养老示范工程贺氏管针术精英骨干人才。谨遵贺氏师门"求实忌虚，洁廉莫贪，平凡做人，博爱为

怀"师训，传承先辈医德医术，总结整理学习期间临床病例，扎实临床应用，取得较好的临床疗效。

贺氏管针术是由贺惠吾医师创立，以脏腑经络学说为理论基础，结合西医学，汲取日本管针优点，加以改进而形成的，临床以治疗胃下垂等脏器脱垂病为著。近年来，胃下垂的发病率较前有所下降，但消化系统疾病的发病率仍有不同程度的升高。笔者在临床治疗功能性腹胀时，结合贺氏"虚则求脾，实则责肝"的学术观点，取得一定疗效。

功能性腹胀的病因和发病机制尚不明确。中医认为本病的发生与情志因素关系较大，由于现代人生活节奏较快，工作压力较大，精神紧张，容易导致肝气郁结；平素饮食不规律，多食肥甘厚味，生湿生痰，导致脾胃运化失健，中焦气机升降失调，产生腹胀等症状。因此，近年来越来越多的研究者开始倾向于对心理因素在本病发病及治疗中的研究，而针灸以其独特的思维方式在本病的治疗中占有很大优势。

功能性腹胀可归属于中医学"腹胀""痞满""胀满"等范畴。根据经络辨证，认为本病与足太阴、足阳明及厥阴经关系较大。正如《素问·五脏生成》中云"腹满䐜胀，支膈胠胁，下厥上冒，过在足太阴、阳明"，明确指出本病病变在足太阴、阳明经；又如《灵枢·杂病》中云"腹满，食不化，腹向向然，不能大便，取足太阴……心痛，腹胀，啬啬然大便不利，取足太阴"。此外，《素问·至真要大论》中云"厥阴在泉，风淫所胜……腹胀善噫"，说明本病与厥阴经关系较大。

贺氏尊崇李东垣《脾胃论》中"若胃气之本弱，饮食自倍，而元气亦不能充，而诸病之所由生也"的观点，常以中脘配胃俞、章门配脾俞加足三里组成基础穴方。笔者在此基础上，结合功能性腹胀特点，加用天枢、气海、三阴交、太冲、太白等穴进行治疗。

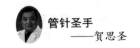

其中天枢、足三里属足阳明经，太白、三阴交属足太阴经，太冲为足厥阴经腧穴，中脘、气海为任脉腧穴。中脘穴内应胃中，近胃小弯处，为胃之募穴，又为六腑之会。所谓"募"，是脏腑精气汇聚于胸腹的腧穴，所谓"会"是精气聚会之处，中脘又是任脉与手太阳小肠经及足阳明胃经的交会穴，可通达三经，故可助胃消化水谷，温通腑气，升清降浊，调理中焦气机，治疗胃腑诸病，正如《针灸甲乙经》中云"胃胀者，中脘主之"。气海，气之海，又名丹田，为腹部纳气之根本。气海处不做吸引，则中气不能下达于脐下，养生家以本穴为大气所归，犹百川之汇海者，可生发元气，蒸动气化，以助运化之机，且能通调任脉，温固下元，与中脘相配，能助其益气升阳之功。天枢为大肠之募穴，腹气之街。所谓"街"，是指气血流通频繁而宽阔之地，具有分理水谷之糟粕、消导积滞、调益脾气之效，天枢与中脘相配，能助其调胃助运之功。与气海相配，能协同振奋下焦之阳气，以助胃肠腐熟水谷。足三里为足阳明胃经之合穴，且足阳明胃经为多气多血之经，其功用较为广泛，《灵枢·海论》中云"胃者水谷之海，其输在气街下至三里"。又，"里"通"理"，本穴可治腹部上中下三部诸证，补之可健脾和胃、益气升清，泻之可降逆化浊、通调肠腑。太白穴为足太阴脾经之原穴、输穴，善健脾利湿、通调肠胃，《针灸大成》指出其"主身热烦满，腹胀食不化……胃心痛，腹胀胸满，心痛脉缓"。三阴交为足三阴经交会穴，凡肝脾肾三经症关于血分者，皆能治之，其作用如中药之当归，具有活血理气之功，对于腹胀较久患者尤为适宜。太冲穴为足厥阴肝经之原穴、输穴，肝主疏泄，本穴善疏肝理气，凡情志抑郁者均可选用。又太冲穴底与涌泉相对，《素问·水热穴论》云"三阴之所交，结于脚也。踝上各一行，行六者，此肾气之下行也，名曰太冲"。其所治症，多同涌泉，故又具有调补先天、降逆之功，利于气机升降复常。诸穴配合，可疏肝健脾、理气通腑。

四、诊余杂谈

第二批师承人员：刘祎思

【作者介绍】刘祎思，北京市鼓楼中医医院主治医师，广州中医药大学针灸学硕士。研究生期间师从"靳三针"传人袁青教授，研究"靳三针"治疗小儿脑病。毕业后拜首都国医名师贺思圣为师，为贺氏管针术学术继承人，致力于贺氏管针的研究、教学与传播，负责北京市健康养老示范工程、京廊"810"工程——贺氏管针术的教学工作。主持北京中医药科技发展资金项目1项，发表学术论文及科普文章6篇，参与编写医学图书2部。掌握"靳三针"、管针、火针、金针等针刺技术。擅长领域：神经内科疾病、脾胃病、骨关节病、过敏性疾病。

算来，我从事临床工作仅有10年，不得不说我是幸运的。从研究生开始，我就遇到了第一个重要的老师——"靳三针"的传人袁青教授，他对研究生都是严格要求，要求临床的研究必须自己上手扎针，于是袁老师手把手教我"靳三针"治疗儿童脑病。后来我在广州越秀区儿童医院儿童脑病专科待了两年，踏踏实实地把自己的毕业研究做完，也为临床奠定了扎实的基础。袁青老师也身体力行地教会我什么叫"一日为师终身为父"。那时"靳三针"的创始人靳瑞教授已重病在床，可他的子女因各种原因都不在身边，袁老师就亲自陪床照顾，直到靳老去世，在这之后还继续照顾师母。虽然我在广州求学时间短暂，但袁老师做人尊师重道、做学问求实严谨的态度对我影响颇深。

毕业后我完成了住院医师规范化培训，来到北京市鼓楼中医医院工作。面对临床，我仍然非常稚嫩，非常渴望有一位老师能指导我，于是向科主任提出能不能去名医馆跟诊，主任欣然批准

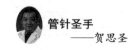
管针圣手
——贺思圣

了。我也很希望自己能遇到一位像袁老师一样如师如父的师傅，带着这样的心情，我第一次踏进了贺老的诊室。也许这就是缘分吧，从那以后，我每周都坚持跟贺老出诊，虽然那时我还没拜师，但每次向贺老提问，他都是耐心解答，也会提点我当时是怎么跟他父亲练习针灸的。在他扎针的同时，我也模仿进针、行针的手法。于是每次老师在患者身上扎，我就在旁边跟着比划。有贺老的教导，我的临床水平终于有了进步，一些常见病可以缩短治疗疗程，连我的老患者都说我扎针不疼了，针感更强了。我心里高兴的同时，也对贺老非常感激，是贺老无私的教学才使我有了今天的成就，于是我更希望能拜贺老为师。

在这期间，我遇到了我的第三位老师，之所以称他为老师，是因为还没等我拜师，他就英年早逝了。他在去世之前，把毕生所学都教给了我，可我却再没有机会报答他了。在这里我不能说他是谁，因为他教我的针灸技术按照规定是不能传授给其他医院的人的。他没有徒弟，可能因为他脾气比较怪，但我从小脸皮比较厚，总是下了夜班就去他的门诊死皮赖脸地跟着学，老师虽然总是嘴上说我蠢笨，但每次都给我讲很多知识。他也给我讲了他的老师，他说中医最重要的是传承，他跟老师学习的时候都是同吃同住，直到现在他过年过节都会去老师家拜访。平时门诊很忙，很多老师的经验都是在吃饭的时候或者闲聊的时候不经意间透露的。他的话更加点醒了我，可能我们这代科班出来的孩子忽略了老祖宗传承中医的传统，于是我有空就去看贺老。在贺老家蹭吃蹭喝，和他们一起出去玩。我也特别想请贺老吃顿饭，可贺老和师母总把我当孩子看，和师母抢结账太难了。后来我如愿拜贺老为师，贺老也待我如自己的孩子一般。

就这样一晃到现在已经5年了，贺老也看着我结婚生子，在帮贺老整理书稿的时候，我学会了更多的知识，临床水平更是有了长足的进步。贺老不仅将针灸技术倾囊相授，还经常身体力行地教我怎样做一名合格的大夫，他曾给我讲过很多他年轻时的轶事。如 1971 年的冬天，当时贺老还是军医，经一位老师的恳请，救治了一个瘫痪在床 10 余年的患者。当时患者情况很差，全身关节肿大变形，肌肉萎缩，下肢拘挛不能伸直，骨瘦如柴，生活不能自理，家里经济条件很差，多方努力，就医不果。贺老利用业余时间，不计报酬，不畏辛苦，针药、按摩、熏蒸等多种中医治疗方法并用，历经半年余，终于使瘫痪在床 10 余年的患者恢复了正常，不但能正常行走、生活自理，还结婚生子。随访多年，一直良好。这样的事就像是家常便饭，贺老说以前行医都是不畏寒暑、不分日夜，如果患者夜里病情有了变化，他就夜里出诊。对待患者要像对待自己的亲人、朋友，即使一口痰吐在脸上也不能嫌弃。贺老高尚的医德和高超的医术是我一生学习的榜样。

五、"贺氏管针术"治疗膝骨关节炎 36 例

第二批师承人员：刘祎思

膝骨性关节炎（knee，osteoarthritis，KOA）是一种常见于中老年人的慢性骨关节病，以关节僵硬、疼痛，关节无力、活动障碍，甚至关节肿大变形为临床特征。对于该病的治疗，目前中华医学会骨科学分会制定的指南是以减轻疼痛和僵硬症状，维持或改善关节功能，提高生活质量为主。为了寻找一种疗效稳定、便于规范化操作及推广的中医养老适宜技术，笔者应用"管针术"治疗 KOA，取穴精练，操作简便，取得了满意的效果，现介绍如下。

1. 临床资料

（1）一般资料：36 例患者均为来自 2015 年 6 月至 2016 年 10

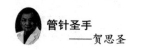
月我院及北京市通州区中医医院门诊病例。其中男 10 例，女 26 例；年龄最小 42 岁，最大 81 岁，平均（62.61±10.68）岁；病史最短 11 个月，最长 8 年。

（2）诊断标准：参照 1995 年美国风湿病学会（ACR）KOA 的诊断标准。①近 1 个月内反复膝关节疼痛；②X 线片示关节间隙变窄，软骨下骨硬化和（或）囊性变，关节缘骨赘形成；③关节液（至少 2 次）清亮、黏稠，白细胞＜2000/mL；④年龄≥40 岁；⑤晨僵≤30 分钟；⑥活动时有骨摩擦音（感）。具备以上①、②，或①、③、⑤、⑥，或①、④、⑤、⑥者，即可诊断。

Kellgren – Lawrence（K – L）分级评价标准：

0 级：正常；Ⅰ级：关节间隙可疑狭窄，可能有骨赘；Ⅱ级：关节间隙正常或可疑狭窄，有明确的骨赘；Ⅲ级：关节间隙明显狭窄，软骨下骨有部分硬化，中度骨赘，可能有畸形；Ⅳ级：巨大骨赘形成，关节间隙明显狭窄，软骨下骨严重硬化及关节明确的畸形。

（3）纳入标准：①符合上述诊断标准；②符合 K – L 分级标准Ⅰ~Ⅲ级；③入选前 1 周内未服用影响本试验观察的药物，如非甾体抗炎药、甾体抗炎药、免疫抑制剂等；④知情同意，自愿受试者。

（4）排除标准：①X 线摄片属于 K – L 分级标准Ⅳ级者；②有严重心、肝、肾及血液系统疾病或脏器衰竭、精神疾病等不能耐受治疗者；③膝关节肿瘤、类风湿、结核、化脓及膝关节损伤等引起的膝关节疼痛、功能受限者。

2. 治疗方法

采用管针术：针刺双侧膝眼、阴陵泉、阳陵泉为主穴治疗本病。操作方法：患者取仰卧位，屈膝 90°，穴位皮肤常规消毒，用一次性管针（0.30mm×40mm）针刺，用左手的拇指和食指持针管下端固定在穴位上，用右手食指靠放在中指边缘上，再以食指轻弹针柄，使针刺进皮肤。依次针内膝眼、外膝眼、阳陵泉、阴陵泉，各穴均行平补平泻法后出针。每周 3 次，治疗 2 个月后观察疗效。

3. 疗效观察

（1）VAS 评分：采用视觉模拟评分（visual analogue scale，VAS）作为测量受试者主观疼痛感觉的标准，测定受试者的主观疼痛感觉，记录疼痛程度的数值。具体方法是在白纸上画一段直线，长 10cm，左端点为 0（无痛），右端点为 10cm（无法忍受的痛）。让患者根据自己所感受的疼痛强度，在线段上点上一点，表示感知到的疼痛强度。测量时不能有任何的暗示或启发。

（2）WOMAC 评分：Western Ontario and McMaster Universities Osteoarthritis Index（WOMAC）量表是目前国际上通用的评价骨关节炎治疗效果的量表。量表根据患者相关症状及体征来评估其关节炎的严重程度，从疼痛、晨僵和关节功能（日常活动的难度）这三大方面来评估，总共有 24 个项目。根据 WOMAC 指数总积分判断骨关节炎的轻重程度，具体标准：轻度 < 80，中度 80 ~ 120，重度 > 120。

（3）疗效判定标准：根据 WOMAC 评分，按照尼莫地平法计算，疗效指数 = ［（治疗前评分 – 治疗后评分）/治疗前评分］× 100%。痊愈：疗效指数 ≥ 80%；显效：疗效指数 ≥ 50%，且 < 80%；有效：疗效指数 ≥ 25%，且 < 50%；无效：疗效指数 < 25%。

（4）统计学方法：计量资料的比较用 t 检验，计数资料用配对 t 检验，非正态分布数据用 Wilcoxon 秩和检验。

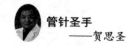

4. 结果

（1）治疗前后患者 VAS 评分比较（表2）

表2　前后患者 VAS 评分比较（x±s，分）

n	治疗前	治疗后
36	7.5±1.48	2.25±1.36

从表2可知，治疗后与治疗前相比，t=5.12，P<0.01。可见治疗后 VAS 评分较治疗前明显下降。

（2）治疗前后 WOMAC 评分比较（表3）

表3　前后患者 WOMAC 评分比较（x±s，分）

n	项目	治疗前	治疗后
36	疼痛	18.78±3.72	4.33±2.77
	功能障碍	49.67±12.9	13.25±6.58
	僵直	7.92±3.46	2.19±1.54
	总分	76.36±19.41	19.78±6.38

从表3可知，治疗后疼痛方面比较，t=1.461，P<0.01；僵直方面比较，t=3.428，P<0.01；功能方面比较 t=2.368，P<0.01。治疗后 WOMAC 骨关节炎指数总分及其疼痛、僵硬、功能评分均较治疗前明显降低（P<0.01）。

（3）总体疗效（表4）

表4　总体疗效

n	痊愈	显效	有效	无效	显愈率	有效率
36	12	15	9	1	75%	97.2%

从表4可知，管针术治疗膝骨关节炎36例中，痊愈12例，显效15例，有效9例，无效1例，显愈率75%，有效率97.2%。

5. 讨论

本病属中医学"痹证"范畴。"痹者，闭也，痹阻不通。""风寒湿三气杂至合而为痹。"本病为本虚标实之证，中老年人肝肾始亏，肝主筋，肾主骨，肝肾亏虚致筋骨失养，故活动不利。因此，肝肾亏虚为本。"正气存内，邪不可干。""邪之所凑，其气必虚。"肝肾亏虚易受风寒湿邪侵袭，寒湿痹阻，筋脉不通，故疼痛。总之，气血不足、经络瘀滞、寒湿痹阻为本病重要病理机制。国外对于针刺治疗膝骨关节炎的 Meta 分析结果表明，针刺在减轻疼痛和改善关节功能上，无论是近期还是远期疗效，均优于假针刺组。在国内，针灸治疗膝骨性关节炎的方法也各异，主要集中在针刺、电针、针刀、针刺配合中药、温针灸结合康复训练、温针灸结合中药等。方法多种多样，虽然都取得了不错的疗效，但操作方法不易统一，综合疗法中所配合的中药、手法也各不相同，不易复制推广。

贺老不拘于前人所分之型，根据临床表现和针灸治病的特点及自己多年临床经验，总结出本研究穴组：双侧膝眼穴以舒筋活络、通利关节；阳陵泉穴为筋之会，是治疗膝膑肿痛的要穴；阴陵泉穴为足太阴脾经合穴，可健脾行气、运化水湿，以及补脾益气、化生气血。

本研究穴位精练，便于记忆，操作方法易于规范化，疗效稳定，便于中医养老适宜技术的推广。管针术因其本身进针无痛，易被患者接受，避免了温针灸烫伤、针刀容易感染等操作风险，操作过程中不用留针，更利于行动不便的中老年人，值得临床推广应用。

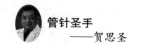

六、贺氏管针术针刺掌根穴治疗足跟痛心得体会

第二批师承人员：于博

【作者介绍】于博，北京市鼓楼中医医院主治医师，2012年毕业于华北煤炭医学院，拜首都国医名师贺思圣先生为师，作为入室弟子，研习针药。临床上擅长针药并用、灸罐结合治疗颈、肩、腰、腿痛等皮肉筋膜类疼痛性疾病，亦擅长应用火针、管针、水针疗法即穴位注射等多种方法治疗内腑杂病。其运用经络运行疗法（循经推按、振腹、针刺等）治疗代谢综合征，如对初发的2型糖尿病、腹型肥胖型亦有较好的降糖、减重、改善胰岛素抵抗的治疗作用。

笔者跟随贺老研习贺氏管针，运用管针术，在缪刺理论指导下，针刺掌根穴治疗足跟痛，有的患者只需治疗1次，疼痛即可完全消失而获得痊愈，疗效显著。单穴治疗，方法简易，现结合临床实例，将其操作要点进行介绍。

1. 临床资料

魏某，女，53岁，主因"右足跟痛2周"就诊。患者平素每日快步行走约60分钟进行锻炼，2周前无明显诱因出现行走时右足跟持续性疼痛，休息时痛止，晨起下床行走即痛，疼痛每因过度运动或行走加重，适当休息可减轻。疼痛严重时，走路跛行，甚则脚不能立，非常痛苦。检查：右足皮肤颜色正常，皮温正常，局部无肿胀，右足跟底压痛明显。右足跟X线检查提示跟骨无骨刺形成。

2. 治疗方法

①针具准备：备用0.25mm×40mm套管针，75%医用酒精及无菌棉球。②穴位选择：掌根穴（位于手掌侧腕横纹中点处，掌

长肌腱与桡侧腕屈肌腱之间，即大陵穴下方约压痛最明显处），采用对侧取穴，即右足跟痛取左侧掌根穴、左足跟痛取右侧掌根穴。③具体操作：患者站立，在其左手掌根大陵穴附近寻找压痛点，或可压按到豆粒大小的筋结、条索，并伴有明显的局部疼痛感。此处用酒精棉球消毒，然后嘱患者咳嗽，随咳快速将针弹入，随后取下套管，针刺深 3～5mm，先行调气术，后施以雀啄术，再以捻转。此时，患者可有酸麻胀重感。随即让患者活动患足，边咳边跺脚，以足跟着地，做能够引起足跟疼痛的动作，患者一边活动，医者配合行针。患者立即感觉疼痛骤减，然后留针10 分钟，同时让患者行走，每隔 5 分钟予手法行针 1 次。起针后，患者足跟疼痛消失，走路如常，随访半年未见复发。

3. 讨论

足跟痛又称脚跟痛（足跟一侧或两侧疼痛），是由于足跟的骨质、关节、滑囊、筋膜等处病变引起的疾病。该患者 53 岁，年过半百，气血渐亏，气虚血瘀，经脉瘀阻，不通则痛。中医学将足跟痛归属"痹证"范畴，肝主筋，肾主骨，临床多以理气活血、通络止痛、补益肝肾为基本治则，以达到通而不痛的治疗目的。笔者采用缪刺法针刺对侧掌根穴的方法而获得了满意的疗效。

何为管针术？此法是吾师贺思圣之父贺惠吾先生于 20 世纪20 年代创立的以脏腑经络学说为理论基础，用针管作为进针器替代押手，注重"七伎五法"操作手法的一套针灸技术。其优点在于无痛进针，取穴稳准，借助套管将针迅速弹入。随咳进针，一方面可分散患者注意力；另一方面，咳声使人四肢百骸为之一振，宣散气血，有通经络、畅气血之功，意在走气，使气至病所。

何谓缪刺？早在《素问·缪刺论》中就有详细的记载："夫邪客大络者，左注右，右注左，上下左右与经相干而布于四末。

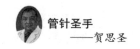

其气无常处，不入于经俞，命曰缪刺。"其后多家医者对其做出注解，简言之，缪刺就是一种"左取右，右取左"，左右交叉取穴的方法。至于为何要交叉取穴，目前一般认为：若十五别络中一侧的气血受阻，组织器官功能已被损伤，针刺患侧只能是治标不治本，达不到相应的疗效。此时通过针刺健侧，疏通健侧的经络，促进气血运行，使健侧的血流量增加，建立丰富的侧支循环，最终才能达到疏通经络、调和阴阳、调整机体平衡的目的。从西医学角度分析，人体的感觉神经纤维、运动神经纤维、听神经纤维、视神经纤维均是对侧交叉，针刺一侧交叉反应点能通过机体神经、体液系统的反射性调节，使大脑皮层产生保护性抑制，从而使患侧的局部恶性刺激被切断，使疾病痊愈。

作为贺老的学生，笔者常在临床中采用贺氏管针术，配合局部及远端配穴，以痛为输。若远端取穴后效不彰，可在病灶局部继续行管针术针刺，并行调气术手法。根据现代针刺作用机制的研究，认为独穴应用往往能激活脊髓后角细胞的活性，释放阿片肽等活性止痛物质，这比常规取穴针刺的镇痛效应迅速，改善临床症状效果显著。另外，本案所取穴位在手掌大陵附近，方便操作。临床中还应注意的一个操作要点是随咳进针：一来能分散患者的注意力，能有效缓解进针时的针刺疼痛感；二来咳嗽可以宣散气血，激发人体经气运行，使气至病所，故而效彰。

七、管针治痛——贺思圣治疗肩周炎经验浅析

第二批师承人员：于博

肩关节周围炎（简称肩周炎）是由于肩周的肌肉、肌腱、韧带、滑囊和关节囊等软组织发生慢性无菌性炎症，导致关节内外粘连，阻碍肩关节活动所致的疾病。本病又称粘连性肩关节炎、

五十肩、凝肩、冻结肩、漏肩风等，属中医学"痹证"范畴，可由外伤、慢性劳损、较长时间不活动或固定、局部受风寒侵袭等诱因而发作。其病变特点是广泛，即疼痛广泛、功能受限广泛、压痛广泛。

不同患者肩周炎的临床表现也不尽相同，有的表现为肩前部疼痛，有的则表现为肩外侧疼痛，还有的则是肩后部疼痛。其肩部活动受限的情况也不尽相同，有的表现为上举受限，有的则是外展活动受限，还有的表现为后伸不能。贺思圣先生在处理肩关节的疼痛和活动受限时，首先进行经络辨证，即"痛点归经"，将患者疼痛的部位归属到经络上，再在相应的经络上进行选穴针刺治疗。贺老强调"经脉所过，主治所及"。肩关节局部主要有四条经络循行经过，即手太阴肺经、手阳明大肠经、手少阳三焦经和手太阳小肠经。在其经络所过之处所产生的疼痛，亦要归结到相应的经络上去处理。宁失其穴，勿失其经。明确病变经脉，有的放矢，使经脉得通，则疼痛去矣。

贺老遵循"局远配穴"原则，常按"先远端，后局部"的顺序进行针刺取穴。如肩内侧在手太阴经循行路线上的疼痛，常取鱼际穴前后痛点针刺。《灵枢·经脉》载："肺手太阴之脉……横出腋下，下循臑内……是主肺所生病者……臑臂内前廉痛厥。"《灵枢·经筋》载："手太阴之筋……结肩前髃……其病当所过者，支转筋痛。"故肩前部疼痛的肩周炎，是属手太阴肺经经脉和经筋不通，根据腧穴的远道作用——经气所过（相通），主治所及，选取远端肌肉丰厚的鱼际穴上下痛点处进针。鱼际穴是手太阴肺经的荥穴，《灵枢·邪气脏腑病形》指出"荥输治外经"，即五输穴中的荥穴和输穴可以用来治疗经脉循行于人体体表部位的疾病。手太阴经的经脉和经筋均循行于肩前靠内侧部位，故取之。在远端取穴针刺时，老师常采取随咳进针法配合针刺运动治疗。即让患者咳嗽一声，随即刺入穴位，行针后让患者活动患

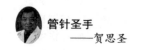
处，往往可起到针毕痛减甚至痛消的作用，且肩关节的受限活动也可得到缓解。

若肩关节疼痛在肩部偏外侧的手阳明大肠经循行路线上，常取三间穴。《灵枢·经脉》载："大肠手阳明之脉……上肩，出髃骨之前廉……是主津液所生病者……肩前臑痛。"《灵枢·经筋》载："手阳明之筋……结于髃；其支者，绕肩胛……直者，从肩髃上颈……其病当所过者，支痛及转筋，肩不举……"三间穴是手阳明大肠经的输穴，《难经·六十八难》载"输主体重节痛……"，故取之。针刺操作同样是随咳进针，配合针刺运动患处。

若肩关节疼痛在肩部后外侧（近肩髎穴）的手少阳三焦经循行路线上，常取中渚穴。《灵枢·经脉》载："三焦手少阳之脉……循臑外，上肩……是主气所生病者……耳后、肩、臑、肘、臂外皆痛……"《灵枢·经筋》载："手少阳之筋……结于腕，中循臂，结于肘，上绕臑外廉，上肩……其病当所过者，即支转筋……"中渚穴同样为该经输穴，针刺操作同上。

若肩部疼痛在肩后部肩胛骨区域的手太阳小肠经循行路线上，则取后溪穴。《灵枢·经脉》载："小肠手太阳之脉……出肩解，绕肩胛，交肩上……是动则病嗌痛……肩似拔，臑似折……颈、颔、肩、臑、肘、臂外后廉痛。"《灵枢·经筋》载："手太阳之筋……上绕肩胛……其病……绕肩胛引颈而痛。"后溪穴是手太阳小肠经的输穴，手太阳小肠经的经脉和经筋均循行于肩后部，所以后溪穴主要治疗肩周炎肩后部尤其是疼痛涉及肩胛者。

贺老强调，腧穴所在，主治所及，以痛为输，在处理完病变经络的远端之后，再对病患局部进行针刺。《灵枢·终始》载："手屈而不伸者，其病在筋；伸而不屈者，其病在骨。在骨守骨，在筋守筋。"近部取穴，贺老在肩周局部重视肩三针穴（肩贞、肩髃、肩髎）及天宗穴为主进行局部针刺。《针灸甲乙经》载：

"肩痛，肘臂痛不可举，天宗主之。"

肩周炎多由风寒侵袭肩部，寒主收引，寒凝血瘀，不通则痛。此病特点为遇寒加重，得暖则缓。贺老在针刺之余常嘱患者配合艾灸痛处，温煦肢体；再以走罐法在患肩局部进行牵拉、松解组织，促进血液循环，以善后治疗。

八、贺思圣管针术针灸配穴学术思想概要

第二批师承人员：曹柏龙

【作者介绍】曹柏龙，北京中医药大学东直门医院中医内科副主任医师，中医临床医学及针灸学双硕士学位，首都国医名师贺思圣名医传承工作站通州分站负责人。现为北京中医药学会糖尿病专业委员会青年委员，北京中医药学会养生康复专业委员会青年委员，中国民族医药学会内分泌分会理事。完成北京市中医药科技课题3项，通州区科技创新课题2项，编写医学图书8部，发表医学论文30篇。被评为北京中医药大学东直门医院2017年度"十佳"医师、通州区第十批"市民学习之星"。擅长肾病、内分泌疾病的中医诊治。

1. 配穴是针灸的处方

贺思圣先生在《配穴的关系》书稿中，将配穴与针灸处方相提并论，并提出"针灸的处方，就是配穴"的学术观点。这样一来，针灸配穴的重要性就凸显出来了。因为名老中医看病的模式，离不开"四诊审证、审证求因、求因明机、明机立法、立法组方、组方用药"六步程式（国医大师孙光荣教授语）。如果说中药配方是中医的精华之一，那么针灸配穴则是中医的精华之二。

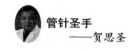
2. 针灸配穴是辨证施治

贺思圣先生将针灸配穴的重要性进一步提升，认为"配穴的正确与否，与疗效大有关系"，可以说针灸的疗效取决于针灸的配穴。我们有时候偏重于单穴、特定穴治疗某种疾病，这与中药的单味药治疗某种疾病的经验类似，是一种相对较低层次的经验医学，而中医学本身长盛不衰的根源，与其辨证哲学思维有着密切的关系。基于这一点，贺思圣先生提出了自己的观点，认为"针灸配穴是辨证施治"。

3. 针灸配穴基于脏腑经络辨证

谈到辨证施治，我们大多想到的是中药方剂的运用，对于针灸辨证施治尚未引起足够重视。中医有个著名的"四总穴歌"：肚腹三里留，腰背委中求，头项寻列缺，面口合谷收。这首歌诀出自明代的《针灸大成》，里面介绍了足三里、委中、列缺、合谷4个穴位。其强调的多是针灸的特定腧穴对应于每个脏腑、器官或身体部位，包括现代流行的平衡针灸38穴、浮针技术等，也是强调特定腧穴对应特定部位的治疗。虽然这些针灸技术也有辨证施治的内容，但总体而言偏重于特定腧穴或身体的解剖学定位。这可能与针灸理论中的"经络所过，主治所及"有关。

在《黄帝内经》中，我们读到的针灸内容更多是有关针灸辨证方法而非单个治疗疾病的腧穴，以及针对疾病的症状、病因病机的分析和诠释。《素问·缪刺论》曰："夫邪之客于形也，必先舍于皮毛，留而不去，入舍于孙络；留而不去，入舍于络脉；留而不去，入舍于经脉，内连五脏，散于肠胃，阴阳俱感，五脏乃伤。"此邪之从皮毛而入内脏也。以上文字成为贺思圣先生脏腑经络辨证的学术思想源泉。病邪从皮毛而入，经过孙络、络脉、经脉到达脏腑的过程，这个过程总体来说是由表及里的层递关系，是横向的而非纵向的，它与清代名医叶天士提出的"卫气营血"辨证的表里辨证学术思想相近。

　　然而，针灸治疗不但是脏腑辨证，同时也是经络辨证，针灸之经络成为针灸医学区别于其他任何医学体系的独特医学内涵。在这一点上，贺惠吾先生是有着极其深刻体悟的。贺惠吾先生将有关经络的地位做了表述："经络……是通达内外的枢纽。"

　　贺思圣先生进一步认识到可以通过体表的观察来感知脏腑的疾病，在《配穴的关系》书稿中，贺思圣先生说："当机体发生了病理变化时，体表疾病可以影响内脏；相反，内脏疾病也可以反映到体表来。其理论基础乃是因为经络的存在，（经络）在正常的生理情况下，是通达内外的枢纽。"

4. 针灸配穴贵在少而精

　　现代针灸不太重视针灸腧穴的配伍，更有甚者，一次治疗给患者针刺上百针，有如中药处方中的超大处方，多至三四十味中药，甚至有一剂处方百八十味中药者。贺思圣先生对于这种现象是坚决反对的，他说："穴位配合得准确，产生的效果就要大；穴位配合紊乱，其效果就要小，甚至产生不良的后果。"当代针灸家王岱教授也认为，针灸的配穴具有同中药配伍一样的单行、相须、相使、相畏、相杀、相恶、相反。

5. 针灸配穴注重阴阳辨证

　　有关阴阳辨证的特点，贺惠吾先生说："至于阳病治阴，阴病治阳，从阴引阳，从阳引阴，前后内外，互相配穴的方法是整体治疗的观点，有着很高的合理内容和科学价值。"

　　十二经脉是以阴阳来表明它的属性的。凡是属脏络腑，循行在肢体内侧的经脉叫作阴经；凡是属腑络脏，循行在肢体外侧的经脉叫作阳经。同时，根据内脏的性质和循行位置又分为手三阴、手三阳、足三阴、足三阳。

　　凡是阴经皆属里，凡是阳经皆属表，与脏腑的表里相合是一致的。表里取穴法，就是根据这个原理而拟定的。属表的阳经患病，不仅可取本经腧穴，而且可以取与此相合的属里的阴经腧

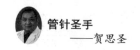
穴；属里的阴经患病，不仅可取本经腧穴，也可取与此相合的属表的阳经腧穴。

如肺经的咳喘病证，除取本经腧穴外，还可配取与此相合的大肠经腧穴，像曲池、合谷等穴。又如肝经的头痛、眩晕病证，除取本经腧穴外，还可配取与此相合的胆经腧穴，像环跳、阳陵泉、绝骨等穴。再如膀胱经的尿失禁病证，除取本经腧穴外，还可配取与此相合的肾经腧穴，像大赫、复溜等穴。

此外，针灸学中还有俞募配穴，二者同是经气积聚流注的部位。募穴为脏气所积聚，位置在胸腹，属阴为里；俞穴为腑气所积聚，位置在腰背部，属阳为表。因此，俞募穴相配属表里取穴法。

九、贺思圣教授针灸治疗神经性头痛的学术经验

第二批师承人员：曹柏龙

1. 神经性头痛的病理生理及药物治疗

神经性头痛为临床中常见的症状之一，可分为血管神经性头痛、功能性头痛及紧张性头痛。该病表现为一侧或两侧的阵发性剧烈头痛，现代医学对神经性头痛发病机制的基础研究虽然取得了较大进展，但具体作用机制尚未定论。目前主要有血管源学说、三叉神经血管源学说、神经源学说、生化因素、遗传学说等。也有学者认为，该病与外周神经递质异常、颅周肌肉病变等相关。目前治疗神经性头痛的药物主要分为以下几种：①非甾体消炎药及镇痛药；②曲坦类药物；③受体阻滞剂；④钙通道拮抗剂；⑤抗癫痫剂。虽然上述药物可短期明显缓解神经性头痛症状，但容易复发，且上述药物易引起恶心、呕吐等不良反应，以及心悸、烦躁、焦虑等症状，限制了在临床上的广泛应用。

2. 中医对于神经性头痛的认识

中医学把神经性头痛归属于"头风""头痛"等范畴，头为"精明之府""诸阳之会"，头部接纳五脏六腑的气血，在外感时邪、脏腑内伤后经络气血阻塞不通，上扰头部则会出现头痛。治疗以活血化瘀、通络祛风为原则。研究发现，针灸治疗头痛疗效显著，通过疏通经络，使经络通畅，气血运行正常，以达到治疗头痛的目的。

3. 贺思圣教授对神经性头痛的辨证方法

贺思圣教授主要通过脏腑经络辨证认识头痛。在脏腑辨证上，头痛主要与肝脾二脏关系密切，同时兼及膀胱经、小肠经、大肠经、胃经、胆经、三焦经、心经等经络。肝火上扰，肝阳上亢，则会出现头痛头晕；脾虚痰浊内生，经络不通，也可导致头痛头晕。贺思圣教授认为，神经性头痛属于中医学"气血失和"的范畴，其中气为统帅，针灸治疗神经性头痛当以调气为主。气之病"实者责肝""虚者责脾"。贺老认为，气之病与情志密切相关，而肝之疏泄条达的正常与否，常是影响气病病机的一个重要因素。如肝气郁结，则气滞不行，不仅出现胁痛苦满的肝脏疾病，而且能阻滞经络，引起头痛头晕症状。肝肾同源，又可出现头眩目干、腰膝酸软、两颧嫩红、咽喉干痛等肝肾阴虚的症状。母伤子脏，肝火乘心则使心神受扰，出现心烦狂躁、神昏谵语、寐差多梦、口苦胁满等肝心火盛的症状。而肝气郁结时，最易化火，故五志化火，皆归于心而源于肝。而脾胃为后天之本，脾虚失运，痰浊内生，清窍不利，可出现头痛、头重如裹症状，治法为泻肝郁、破气滞、补脾阳、理中气。取肝经期门、太冲用泻法，以解肝郁；取三焦经支沟、胆经阳陵泉用平补平泻法，以理气破滞；取脾经章门、太白用补法，以振中阳；取胃经足三里用平补平泻法，以理中气。郁散滞破，脾气舒展，其病则愈。头痛的部位有前、后、两侧的区别，按照经络循行路线来说，后头痛

185

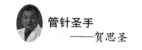
与颈项部痛多属于太阳病，两侧头痛多属于少阳病，前额头痛多属于阳明病。针灸治疗以上述头痛为例：在循经取穴时，太阳经头痛可取手部的"后溪"（手太阳小肠经）或足部"昆仑"（足太阳膀胱经）；少阳经头痛可取手部的"液门"（手少阳三焦经）或足部的"窍阴"（足少阳胆经）；阳明经头痛可取手部的"合谷"（手阳明大肠经）或足部的"内庭"（足阳明胃经）。对于头痛伴随颈椎病造成的头痛症状，可辅助相应的推拿正脊手法治疗。

4. 贺氏管针治疗神经性头痛的腧穴配伍

在穴位配伍上，贺老将其分为一般配穴法、定位配穴法（特效配穴法）、循经配穴法、表里配穴法（阴阳配穴法）、辨证配穴法。如肝经的头痛病证，除取本经腧穴外，还可配取与此相合的胆经腧穴，像环跳、阳陵泉、绝骨等穴。在配穴方面，贺老尤其重视合谷穴治疗头痛的作用，认为手阳明经穴"合谷"能够治疗头痛，就是手阳明经筋能够"上左角络头下左颌"的缘故。合谷穴位在第1、第2掌骨之间，是手阳明大肠经的原穴，善于宣上导下、和内调外。肝胆热盛者，加阳陵泉，施用泻法；阴虚阳亢者，加大敦；火气上攻而致的头痛目眩，加攒竹穴，施用泻法；热邪蕴积阳明经而致的头痛、头昏，取曲池、合谷配伍，二穴均施用泻法。阳经闭郁不通者，加大椎穴，大椎穴位于第7颈椎下，是手足三阳经与督脉的会穴，纯阳主表，善于疏解外感之邪，又可疏通一身诸阳之经。肝胆热盛而致的头昏目眩、神经性头痛，取穴环跳、阳陵泉，二穴皆用泻法或迎法。此外，贺思圣教授认为天柱属足太阳膀胱经，位在颈项后发际，大筋外廉陷中；风池属足少阳胆经，位在颞颥后发际陷中。临床验证针此二穴对迷走神经、副神经、舌咽神经、迷走神经上颈节等均有良好的调节效果，善于治疗头痛头晕、失眠健忘、神经衰弱等疾病和症状，是健脑之名穴。

5. 医案举隅

宋某，男，45 岁，干部，初诊日期为 1977 年 5 月。

主述：有高血压病史。1 周前因暴怒后，血压升高（180/90mmHg），头晕耳鸣，恶心。近日症状加重，头晕目眩尤甚；伴头胀痛恶心，视物不清，失眠，口苦，便干。望诊：面潮红，舌红苔黄。切诊：脉弦滑。

辨证：肝郁气滞，久郁化火，火灼肝阴。

治则：疏肝解郁，清热养阴。

针灸处方：太冲、行间、绝骨（泻），复溜、三阴交（补），风池、天柱、曲池、外关（平补平泻），太阳、攒竹点刺出血。

治疗经过：针后头晕、头痛明显减轻，视物清楚，恶心症减。针 2 次后，寐安心静，血压基本正常。

6. 结语

20 世纪 20 年代，贺惠吾医师经过长期临床实践和总结，以脏腑经络学说为理论基础，创立了用一根长约 6cm 的针管作为进针器代替押手，注重"七伎五法"操作手法的一套针灸技术，命名为"管针术"，形成了针灸的独特学派。中医学认为，头为"清阳之府""诸阳之会"，六淫之邪外袭，易上犯颠顶，阻遏清阳，或内伤诸疾、七情所伤而致脉络气血逆乱，郁滞于头部经络，日久引发头痛。而针刺可以调气血、和阴阳。针对神经性头痛的辨证治疗，贺思圣教授是在全身整体辨证的基础上，运用脏腑经络辨证的方法选穴施针的，并且更加注重针刺补泻手法的运用。贺氏管针治疗神经性头痛的穴位精练，便于记忆，操作方法易于规范，疗效稳定。由于其本身进针无痛，易被患者接受，避免了药物产生耐药、手术容易感染等操作风险。操作过程中不用留针，更利于行动不便的中老年人，值得临床进一步推广。

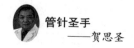
附录

一、贺思圣教授年谱

1944 年 2 月出生于北京

1960 年至 1964 年于北京中医学校专科二班学习

1963 年至 1969 年师从林芝藩、王乐亭、关幼波等名家

1964 年至 1971 年在空降兵医院工作

1971 年至 1974 年在北京 268 医院工作

1974 年至 1975 年在解放军军政大学门诊部工作

1975 年至 1978 年在解放军军政大学第二门诊部工作

1978 年至 1985 年在解放军政治学院门诊部工作

1985 年至 1987 年在解放军国防大学第二门诊部工作

1987 年至 1989 年在北京市鼓楼中医医院工作

1988 年 4 月和贺普仁一起建立北京针灸学会，任针灸学会秘书长

1989 年 7 月建立北京振兴中医药基金会

1990 年受邀远赴马来西亚、新加坡、巴西等国行医、授课，推介管针术

2012 年至今受聘于北京市鼓楼中医医院京城名医馆

2013 年贺氏管针术作为北京市中医优秀传统技法推广项目在社区推广

2014 年"贺思圣名医传承工作站"被北京市中医管理局授牌成立，并招收第一批师承人员 4 人

2015 年编写的专著《贺氏管针术治疗常见病》出版

2017 年被评为"首都国医名师"

2018 年招收第二批师承人员 4 人

2019 年编写的专著《贺氏管针术经验集》出版

二、贺氏管针传承图谱（体系）

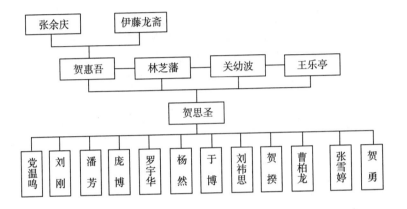